健康中国医学科普融媒体出版项目（第一辑）

U0266972

控制高血压

KONGZHI GAOXUEYA HEHU XINXUEGUAN

陈江斌 ◎ 编著

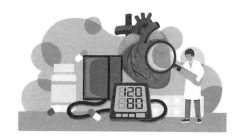

长江出版传媒
湖北科学技术出版社

图书在版编目（CIP）数据

控制高血压　呵护心血管 / 陈江斌编著 . —武汉 : 湖北
科学技术出版社 , 2023.12

健康中国医学科普融媒体出版项目 . 第一辑

ISBN 978-7-5706-2686-1

Ⅰ . ①控⋯　Ⅱ . ①陈⋯　Ⅲ . ①高血压—防治
Ⅳ . ① R544.1

中国国家版本馆 CIP 数据核字 (2023) 第 128161 号

策　　划：冯友仁　　　　　　　　　　　　责任校对：秦　艺
责任编辑：勾爱萍　陈中慧　程玉珊　　　　　封面设计：张子容

出版发行：湖北科学技术出版社
地　　址：武汉市雄楚大街 268 号（湖北出版文化城 B 座 13—14 层）
电　　话：027-87679468　　　　　　　　邮　　编：430070

印　　刷：湖北今印印务有限公司　　　　　邮　　编：434000

880×1230　　　1/32　　　　　　　　5.5 印张　　　150 千字
2023 年 12 月第 1 版　　　　　　　　2023 年 12 月第 1 次印刷
定　　价：35.00 元

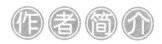

作者简介

陈江斌，医学博士，武汉大学人民医院主任医师，硕士研究生导师。长期从事心血管疾病的临床、教学和科研工作。主持省、部级以上基金项目6项。主持国家药品监督管理局新药Ⅰ期和Ⅱ期临床研究项目共9项。参编学术专著10部，发表学术论文60余篇。获湖北省科学技术进步二等奖、三等奖，以及武汉市科学技术进步一等奖。

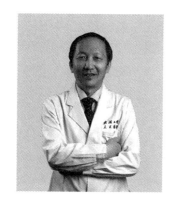

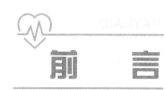

前　言

目前全球危及人类生命的疾病中，心血管疾病排名第一，肿瘤排名第二。高血压是常见的慢性心血管疾病之一，2023 年我国权威机构公布的高血压患者数是 2.45 亿人，每年高血压带来的致残率和致死率都是惊人的。

人类对高血压的认识经过了曲折的过程，20 世纪 50 年代以前，人们认为血压升高是人体的一个代偿功能，高血压是不需要干预的。20 世纪 50 年代以后，随着高血压发生机制及高血压对人体影响研究的逐渐深入，以及高血压药物研发的进步和针对高血压检查水平的提高，高血压的诊疗理念在不断地更新，这就要求高血压的治疗理念在对群众的高血压知识普及教育中也要不断地更新。但是群众对高血压的知晓率还很低，高血压患者的治疗率也并不令人满意，还有非常大的提升空间。

笔者在医学院校的附属医院从事心血管疾病的临床治疗工作 30 多年，诊治了大量的高血压患者，与高血压患者接触得越多，越认识到患者了解高血压防治知识的重要性。临床上有大量的高血压患者没有得到及时诊断和治疗，其中有相当部分的原因是患者对高血压知识的了解不足，有人陷入对高血压认知的误区，过分夸大了高血压药物所导致的伤害和副作用；有人过度相信不是正规的途径得来的知识，如相信得了高血压吃保健品就可以了；有人认为患高血压没有症状就不需要吃药；有人虽然知道高血压

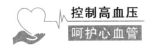

需要治疗，但是相信民间偏方，造成了对高血压治疗时机的延误，导致靶器官的损伤，甚至为此付出了残疾乃至生命的代价。

为了让更多的群众知道高血压对人体造成的危害，普及高血压防治知识，笔者将多年的临床经验和最新指南观点汇集于本书，尽量用非专业化的语言，从高血压的病因、发病机制、临床治疗及预防等方面阐述高血压的相关知识，为减少高血压的危害贡献自己的微薄之力。

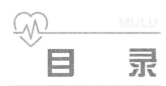

目 录

第一篇　认识高血压

一、高血压的定义 …………………………………………… 002

（一）什么是血压？血压达到多少定义为高血压？…… 002

（二）高血压有几种类型？如何分级、分层？………… 003

（三）什么是脉压？为什么有的人脉压高，有的人脉压低？

……………………………………………… 004

二、高血压的症状、测量、检查与诊断 …………………… 007

（一）哪些人容易患高血压？…………………………… 007

（二）高血压患者一般有症状吗？……………………… 008

（三）夜尿增多与高血压有关吗？……………………… 008

（四）发现血压高后要进一步检查什么？……………… 010

（五）家庭自测血压有哪些需要注意的？……………… 012

（六）家庭自测血压，用什么样的血压计最好？……… 013

（七）动态血压监测是什么？…………………………… 014

（八）高血压患者为什么要做血糖、血脂、血尿酸等检查？

……………………………………………… 017

（九）高血压可以引起心电图的哪些改变？…………… 020

三、高血压的病因 022

（一）高血压的病因有哪些？ 022

（二）高血压发病年龄提前、发病率升高的原因是什么？

.... 023

（三）如何检查和治疗嗜铬细胞瘤？ 024

（四）如何检查和治疗醛固酮增多症？ 026

（五）皮质醇增多症有什么临床表现？如何治疗？ 028

（六）高血压和低钾血症一起出现的原因有哪些？ 030

（七）肾动脉狭窄是如何被发现的？怎么治疗？ 032

第二篇 治疗高血压

一、高血压的治疗目标 036

（一）动脉粥样硬化等心血管疾病如何评估？ 036

（二）高血压的下降目标值都是一样的吗？ 037

（三）临床上如何确定高血压？ 039

（四）血压达到什么标准开始治疗？ 040

（五）收缩压正常，舒张压较高，是高血压吗？怎么治疗？

.... 042

（六）高血压一定要降下来吗？不降低有什么后果？ 044

（七）控制血压、血脂在内的全部危险因素，是预防心血管
疾病的根本吗？ 046

（八）血压突然大幅度升高，仅仅降压就够了吗？ 050

二、治疗高血压的常用药物 050

（一）血管紧张素转换酶抑制剂的种类有哪些？如何作用？

　　　 050

（二）血管紧张素受体拮抗剂的种类有哪些？如何作用？

　　　 053

（三）钙通道阻滞剂降高血压药（地平类药物）的种类有哪

　　　 些？如何作用？ 055

（四）β 受体阻滞剂（美托洛尔和比索洛尔）适合哪些人？

　　　 057

（五）氢氯噻嗪的副作用是什么？ 058

（六）α 受体阻滞剂的种类有哪些？如何作用？ 061

（七）为什么单片复方制剂是高血压用药的新趋势？ ... 063

三、高血压的药物治疗相关知识 066

（一）高血压药物治疗的依从性是什么？ 066

（二）高血压没有降到目标值，调整药物的方法有几种？

　　　 069

（三）如何预防和处理服用地平类药物导致的双下肢水肿？

　　　 071

（四）颜面潮红与搏动性头痛是地平类高血压药的常见副作

　　　 用吗？ 072

（五）肌酐升高是肾脏损伤的重要指标，如何选择药物？

　　　 074

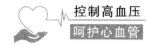
（六）沙坦类药物和普利类药物与肾功能的关系如何？ ……
………………………………………………………………… 076

（七）高血压患者在用降压药时，合并有咳嗽，一定发生了
呼吸道感染吗？ …………………………………… 078

（八）老年性高血压怎么选药？有专门只降收缩压或者舒张
压的药吗？ ………………………………………… 079

（九）当血尿酸升高遇到高血压或高血脂，如何选择药物，
治疗能达到效果最大化吗？ ……………………… 081

（十）如何治疗难治性高血压？ …………………………… 082

（十一）如何治疗血压突然大幅度升高？ ………………… 084

（十二）降血压的药物可以与其他药物一起服用吗？ … 088

（十三）高血压药物什么时间服用更合适？ ……………… 089

（十四）高血压药物长期吃会失效吗？ …………………… 092

（十五）所有高血压药物，都能掰开服用吗？ …………… 094

（十六）高血压降压治疗要从便宜的药吃起？ ………… 096

（十七）高血压患者血压降至正常值或者达标后，药物能减
量或停药吗？ ……………………………………… 096

（十八）脉压大的高血压患者在降压治疗过程中要注意哪些
问题？ ……………………………………………… 098

（十九）可以用降压茶和中药降压吗？ …………………… 100

四、高血压的非药物治疗 ……………………………………… 101

（一）高血压患者不用药物怎么降压？能降多少？ …… 101

（二）高血压患者饮食如何安排？ ………………… 102

（三）减肥能降压吗？ •••••••••••••••••••••••••••••••••• 103

（四）高血压与睡眠失常的关系 •••••••••••••••••••• 105

（五）高血压的特殊治疗方法是什么？ •••••••••••• 108

五、高血压的治疗与生育 ••••••••••••••••••••••••••••••••••• 110

（一）女性高血压患者可以怀孕吗？如何选择降压药？ •••••

•• 110

（二）男性高血压患者准备要小孩，如何选用降压药？ •••••

•• 112

（三）如何治疗妊娠高血压？ •••••••••••••••••••• 113

（四）妊娠高血压患者血压降到多少合适？如何选择药物？

•• 115

（五）如何治疗哺乳期高血压？ •••••••••••••••••• 116

六、特殊类型高血压的治疗 •••••••••••••••••••••••••••••••• 118

（一）血压昼夜规律反常如何控制？ •••••••••••••• 118

（二）何为隐匿性高血压？如何治疗？ •••••••••••• 121

（三）何为白大衣高血压？如何治疗？ •••••••••••• 122

（四）非勺型高血压如何治疗？ •••••••••••••••••• 124

（五）何为 H 型高血压？如何治疗？ •••••••••••••• 126

（六）什么是高血压的晨峰现象？如何管理晨峰血压？ •••••

•• 128

（七）什么是急进性高血压和恶性高血压？ •••••••• 130

七、高血压的并发症及其防治 •••••••••••••••••••••••••••••• 132

（一）高血压为何会引起头昏？怎么治疗和预防？ ••••• 132

（二）高血压合并左心室肥厚有什么危害？如何治疗？ ……

…… 135

（三）高血压与动脉粥样硬化之间的关系是什么样的？ ……

…… 137

（四）什么是高血压脑病？ …… 140

（五）高血压与脑卒中有关系吗？ …… 142

（六）如何治疗和预防高血压合并脑出血？ …… 145

（七）发生视力减退甚至失明，先检查是否有高血压吗？

…… 147

（八）高血压会导致心衰吗？ …… 149

（九）高血压可以损害肾脏吗？引起肾功能不全的原因有哪些？

…… 151

（十）高血压合并蛋白尿怎么办？ …… 154

（十一）高血压合并糖尿病时，怎么治疗？ …… 156

（十二）鼻出血的原因有哪些？与心血管疾病相关吗？ ……

…… 157

参考文献 …… 159

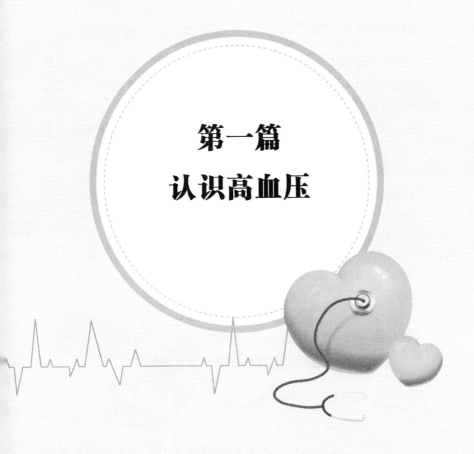

第一篇
认识高血压

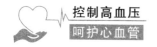
一、高血压的定义

（一）什么是血压？血压达到多少定义为高血压？

血压是血液在血管中流动对血管壁形成的压力，一般测手臂血压记录的是肱动脉收缩末期的血压和舒张末期的血压，分别称为收缩压和舒张压。收缩压是血管收缩时受到的压力，正常范围是 90～140 mmHg；舒张压是血管舒张时受到的压力，正常范围是 60～90 mmHg。只要有血液在血管内流动，就有血压，如收缩压是 120 mmHg，舒张压是 80 mmHg，记录为 120/80 mmHg。

收缩压≥140 mmHg 和/或舒张压≥90 mmHg，称作高血压。现在新的研究表明，血压≥130/80 mmHg 的人，与血压＜130/80 mmHg 的人相比，发生冠心病和脑卒中的概率更大。

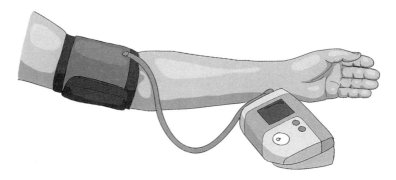

一般认为，血压≥140/90 mmHg 需要治疗，治疗包括非药物治疗和药物治疗。

如果血压≥130/80 mmHg，患心血管疾病风险比较高，也需要进一步治疗。

高血压诊断目前来说有以下 3 种常用方式：①连续 3 d，每天在同一个时间段内测量一次血压，每次血压的测量结果都高于正常值；②动态血压监测结果高于正常值；③患者就诊时，血压≥140/90 mmHg，直接按照高血压处理。

收缩压≥140 mmHg 而舒张压正常，属于单纯的收缩压增高而舒张压不增高的高血压，是老年性高血压最常见的类型，称为单纯收缩性高血压。有部分患者患有主动脉瓣关闭不全，舒张压会更低，脉压会更大。

收缩压＜140 mmHg，舒张压≥90 mmHg，也是一种高血压现象。有些年轻人刚出现高血压的时候，都是舒张压增高，而收缩压正常。

（二）高血压有几种类型？如何分级、分层？

1. 高血压的类型

高血压一般按照病因分类，分为原发性高血压和继发性高血压。原发性高血压又叫高血压病，是目前没有找到病因、与遗传相关的高血压，约占高血压人群的 90％。继发性高血压是指由确切病因引起的高血压，约占高血压人群的 10％。继发性高血压又可以按照继发性高血压找到的不同发病部位来分类，如肾脏病变导致的高血压，称为肾性高血压。

2. 高血压的分级

我国将没有经过治疗的高血压分为 3 级，即高血压 1 级、高血压 2 级、高血压 3 级。高血压 1 级指的是血压 140～159/90～99 mmHg，高血压 2 级指的是血压 160～179/100～109 mmHg，高血压 3 级指的是血压≥180/110 mmHg。

3. 高血压的危险分层

《中国高血压防治指南》根据血压水平、危险因素的多少、是否有靶器官的损伤、靶器官损伤是在亚临床症状期还是临床症状

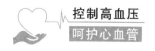

期（或者说有没有临床症状），做出了低危、中危、高危、极高危的分层诊断，具体定义如下。

（1）所有的高血压3级，都属于高危或极高危。

（2）所有的高血压2级合并有2个以上其他危险因素，都属于高危或极高危。心血管疾病的其他危险因素：年龄（男性55岁以上，女性65岁以上），吸烟（包括被动吸烟），空腹血糖异常和餐后血糖异常，血脂异常，早发心血管病家族史，中心性肥胖和高同型半胱氨酸血症。

（3）达到高血压诊断标准，有高血压引起的器官损伤，但是没有症状（在医学上认为是在亚临床症状期），或者已经患上无并发症的糖尿病，或者处在慢性肾功能不全的3级（肾小球滤过率在30～60 ml/min）。

（4）虽然血压处于正常范围，但是收缩压在130～139 mmHg，且有下列的几种情况之一，如已经患有出现症状的心血管疾病、慢性肾功能不全达到4级以上（肾小球滤过率＜30 ml/min）、已经患有出现并发症的糖尿病，都属于极高危。

高血压的高危、极高危，指的是按照血压水平和将来患心血管疾病的危险程度将高血压进行分级、分层，并不是指患者现在就处在危险和极度危险中。

（三）什么是脉压？为什么有的人脉压高，有的人脉压低？

1. 脉压

收缩压和舒张压之间的差值就是血压压差，又称脉压。正常人的脉压应该为20～60 mmHg，年轻人和中年人脉压一般在20～50 mmHg。脉压＞60 mmHg，就是脉压过高；脉压＜20 mmHg，就是脉压过低。举例说明，如果一个人的血压是150/

60 mmHg，他的脉压就是 90 mmHg，很明显这个脉压就是偏高的。

2. 脉压过高、过低的原因

1）脉压过高的原因。

脉压过高的原因可以是单一的，也可以是多样的，主要与动脉血管的弹性相关。

（1）主动脉瓣关闭不全：临床上最常见的一个原因，引起主动脉瓣关闭不全的病因目前以退行性变为主。

（2）动脉本身病变：长期高血压控制不好、血糖控制不良等，会影响动脉的顺应性。动脉粥样硬化也是导致脉压大的原因之一，动脉粥样硬化导致动脉血管内膜中层受到损伤，动脉血管的弹性明显变差，当心脏射血时，弹性变差的血管缓冲能力就下降，脉压会加大。

（3）全身性疾病或者其他系统的疾病：全身性疾病主要是系统性疾病，包括系统性红斑狼疮、未定型结缔组织病、干燥综合征等。甲状腺功能亢进和严重的贫血，也可以引起脉压的加大。

（4）年龄：随着年龄的增长，动脉血管的顺应性和弹性会变差，收缩压会慢慢地升高，但是舒张压却不会随着年龄的增长而升高，到了一定的年龄之后，舒张压反而逐年下降，故收缩压和舒张压的差值会逐渐变大。老年性高血压的患者，指的是单纯收缩压升高而舒张压正常的患者。有部分老年性高血压的患者，脉压会高于 60 mmHg。

2）脉压过低的原因。

收缩压不升高而舒张压升高，或者收缩压和舒张压都变低，可能导致脉压变低。脉压与交感神经的兴奋性有密切的相关性。

（1）主动脉瓣狭窄：瓣膜的狭窄，特别是主动脉瓣的狭窄，会导致脉压降低，主动脉瓣狭窄的原因有很多，现在主要的原因

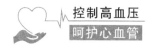
是退行性变、风湿性和先天性瓣膜病变。

（2）年龄偏小与不良生活习惯：舒张压升高以年龄偏小的人更为多见。年轻人收缩压往往正常，但舒张压升高，从而使脉压降低，其可能的原因是年轻人的血管弹性比较好，对交感神经的敏感性比较高。不良生活习惯的影响更大，抽烟、喝酒、熬夜、睡眠不规律、精神紧张都可以导致脉压降低。

（3）心肌、心包疾病：当心脏射血流出道发生梗阻时，脉压会变低。发生肥厚型梗阻性疾病时，心肌肥厚导致心室射血时血液流出道变窄，脉压变低。心外膜疾病导致心肌舒张受限制，大量的心包积液或者缩窄性心包炎，心肌本身的病变限制心脏舒张，心力衰竭时心肌的收缩力下降，都可能导致脉压降低。

（4）血糖、血脂、血尿酸的代谢紊乱，超重和肥胖等危险因素，同样会导致动脉血管顺应性降低，从而导致脉压降低。

3. 脉压过高或过低的危害

维持良好血压是保持身体灌注的前提条件，脉压过高或过低都可能引起身体重要器官灌注出现问题。脉压高、动脉弹性变差，重要器官的灌注明显会受到影响。平均压低也会对灌注有影响，而单纯舒张压高对直接灌注的影响相对较小。

脉压过高往往提示收缩压过高，容易发生动脉粥样硬化，脉压过高的情况多数是需要处理的。

4. 脉压过高和过低的注意事项及处理方法

1）注意事项。

降低收缩压或舒张压是脉压过高重要的处理方法。同时，在降压的过程中要注意平均压。

$$平均压＝1/3 的收缩压＋2/3 的舒张压$$

当人在卧位安静状态，收缩压＞90 mmHg，平均压＞70 mmHg，基本的生命维持就可以保障。人在活动的过程中，随着体位的变化，血压会有一定的波动，在这个过程中，收缩压需要≥100 mmHg，平均压需要≥75 mmHg，以防血压突然降到最低灌注压以下，引起重要器官供血的不足。

收缩压和平均压接近正常界值低限者，平时要养成动作缓慢的习惯，特别是在体位改变的时候，动作一定要慢，这样能预防由于血压的变化而导致的灌注不足现象。

2）处理方法。

改掉不良的生活习惯，劳逸结合，把体重降到正常的范围。

二、高血压的症状、测量、检查与诊断

（一）哪些人容易患高血压？

现在患高血压的人年龄越来越小，高血压的发病率也越来越高，哪些人容易患高血压呢？

（1）家中长辈中有患高血压的人，父母、祖父母、外祖父母中患高血压的人越多，后辈得高血压的概率就越大。

（2）现代城市中的脑力劳动者，压力大的人。

（3）脾气暴躁、情绪容易波动的人。

（4）口味重，如喜欢高盐饮食的人。

（5）生活习惯不好，如有抽烟、喝酒、熬夜等习惯的人。

（6）体重超重的人，特别是肥胖的人。

（7）喜欢高脂饮食的人，血脂高不控制的人。

（8）血糖异常（包括空腹血糖异常与餐后血糖异常）的人和患有糖尿病的人。

（9）长期缺乏运动的人。

（10）老年人。

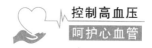
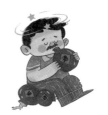

长期抽烟、喝酒的人

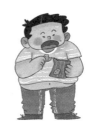

肥胖者

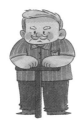

老年人

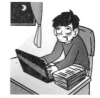

长期熬夜的人

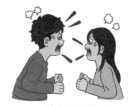

脾气暴躁的人

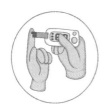

糖尿病患者

高血压易发人群

（二）高血压患者一般有症状吗？

1. 大多数高血压患者没有症状

流行病学调查结果表明，大多数高血压患者是没有症状的。很多高血压患者是在体检时被发现的。

2. 部分高血压患者有症状

部分高血压患者有症状，主要的症状有疲劳、心悸、头晕、头痛和颈项板紧等，但没有一个临床症状是高血压特有的。部分患者会因为上述症状去医院检查，从而使高血压被发现。

（三）夜尿增多与高血压有关吗？

1. 夜尿增多的定义

晚上起夜次数增多就可以简单地判断为夜尿增多，当然这样

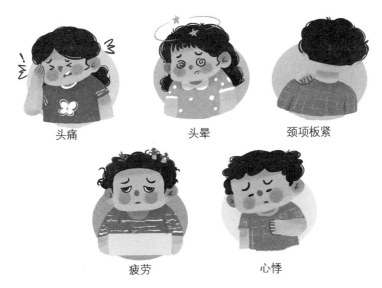

头痛　　　　　　头晕　　　　　颈项板紧

疲劳　　　　　　心悸

高血压常见的几种症状

理解有一定的不准确性，标准定义是怎样的呢？标准定义：夜间
尿量大于 750 ml 或大于白天的尿量。

2. 夜尿增多的原因

1）排尿次数增多。

（1）泌尿系感染：泌尿系感染是多尿的一个重要原因，白天
也可以出现多尿，但是晚上安静状态下，排尿可能就更频繁。泌
尿系感染可以表现为尿频、尿急、尿痛，其中尿频是一个重要的
症状。

（2）男性前列腺肥大：男性前列腺肥大者小便次数增多，晚
上起夜的次数也比较多，一般都不止一次（总尿量不一定增加）。

（3）精神紧张也可引起排尿次数增多。

2）夜尿量增加。

（1）很多心血管疾病会引起夜尿增多，最常见的就是高血压

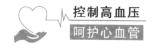
引起肾脏损伤，可以导致肾小球的滤过增加或肾小管的重吸收障碍，导致重吸收减少，夜尿增多。

慢性心功能不全也可以引起夜尿量增多，这是由于体循环淤血导致流经肾脏的血容量增加，并且肾脏的淤血也可能会导致肾小球和肾小管一定程度的损伤，这些都可能引起夜尿量增加。

（2）肾动脉粥样硬化，特别是肾小球硬化，也可以引起夜尿增多，主要是肾小球的滤过增加导致原尿液的生成增加。

（3）一些内分泌疾病也可以影响夜尿量，如抗利尿激素的减少、慢性肾上腺皮质功能不全等。

（4）糖尿病：糖尿病会导致血糖升高，导致多饮多尿，夜尿量也会相应地增多。

（5）生理性原因：在夜间睡前大量喝水，夜尿量一定会增加。寒冷环境中夜尿也会增多。

3. 高血压与夜尿增多的关系

在临床上，有些患者不知道自己患上高血压已有多长时间，医生可通过询问患者的夜尿情况，来判断高血压发生的时间。一般认为高血压发生在前，肾功能损伤（包括夜尿增多）发生在后。

（四）发现血压高后要进一步检查什么？

1. 初次发现血压高，首先需要明确是不是高血压

初次发现血压高的情况：有人在体检时发现，有人在家庭自测血压时发现，有人在诊室测量的时候发现。那么一旦发现血压高，首先需要明确是不是高血压，不能单凭一次的血压测量就认定是高血压。因为血压高的干扰因素有很多，如一个人去跑步，马上回来测血压，血压多半都会高；刚刚情绪激动，马上测血压，血压也会高。这些血压高的情况就不能明确患者是高血压，这是生理性的血压升高。

　　明确高血压的方法是规范地测血压。运动之后要休息 0.5 h 以上再测血压。一般情况下，测血压前也要休息 5 min 以上，在静息状态下测血压。

　　只有血压达到高血压的诊断标准，才能诊断为高血压。常用的方法是动态血压监测，这种方法准确度比较高，干扰的因素比较少，目前动态血压监测已经作为高血压诊断的"金指标"，但是不太方便。常用的方法还有诊室血压测定，就是连续 3 d 在同一个时间内测血压，达到标准即确定为高血压。有的高血压患者反复多次地发现自己血压升高，但是却不予理会，有人担心吃药的副作用，有人认为自己锻炼就行，还有人认为没有症状不需要治疗。这类患者即使初次到门诊来看病，医生可能也会建议药物治疗，同时做一些检查。对高血压患者启动药物治疗，是有一定的条件的，医生会根据患者的具体情况来决定，如首次就诊时，血压超过 180/110 mmHg，或者是已经发现了靶器官的损伤，那么往往在首次就诊时就予以药物治疗，特别是一些以往已经发现高血压且并未进行治疗的患者。

　　根据《中国高血压防治指南》的要求，动态血压、诊室血压、自动化诊室血压和家庭自测血压都有助于确定高血压，目前临床医生最常采用的方法是动态血压监测和诊室血压测定。

　　可以多种形式相结合测量血压。如果诊室血压首次超过 140/90 mmHg，或者自动化诊室血压超过 135/85 mmHg，但是在 180/110 mmHg 以内，而下一次就诊前进行诊室外血压测量也超过正常值，就可以诊断为高血压。

2. 明确高血压后的检查

1）寻找引起高血压的原因。

　　确诊高血压后，需要寻找高血压的原因。在国内，不是所有患者都做了全套的检查，医生往往根据具体情况和药物治疗的效

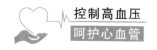

果来判断，但总的来说，需要做鉴别诊断。首先检查肾脏是否有问题，是否是肾源性原因引起的，包括肾功能不全、肾上腺长东西、肾上腺皮质增厚等，一旦发现肾功能不全，要查找肾功能不全的原因，具体检查有尿常规，肾功能检查，血尿中的皮质醇测定，儿茶酚胺及其代谢产物测定，肾素、血管紧张素、醛固酮的测定，肾脏超声、肾脏的血管 CT 和肾上腺的 CT 平扫加增强。还要根据这些检查的结果，看看是不是要进一步检查。有些全身性的疾病也可以引起高血压，如系统性红斑狼疮等，还有些甲亢的患者也会血压升高。

2）检查其他危险因素。

目前认为高血压不是单纯的血压升高问题，它最终会导致动脉粥样硬化等心血管疾病的发生，导致靶器官的损伤。不仅仅是高血压会导致这个结果，很多其他的危险因素也会造成这个结果，包括高血脂、高血糖、高尿酸和高同型半胱氨酸血症等，以及抽烟、不运动等不良生活习惯。

（五）家庭自测血压有哪些需要注意的？

目前认可的血压测量值有 3 种，即诊室血压、家庭自测血压和动态血压，一般家庭自测血压低于诊室血压，收缩压平均低 $5\sim10\,\mathrm{mmHg}$，舒张压平均低 $5\,\mathrm{mmHg}$，3 种测量值可以结合起来。现在国内外各大指南把家庭自测血压提升到了前所未有的高度，如何准确地在家测定血压关系到医生的诊断和治疗，下面介绍家庭自测血压的注意事项。

（1）在测量血压前，安静休息 $5\,\mathrm{min}$ 以上。

（2）袖带位置一般下缘置于肘关节上约 $3\mathrm{cm}$ 处。

（3）保持血压计与心脏在同一水平。

（4）首次测血压应测量左手和右手，取血压高的一侧作为以后测量血压的手臂。

（5）一般建议早晚各测量 1 轮，至少连续 3 d，可连续测 6～7 d，血压如达标，每周测量 1 d 或 2 d 即可。测量时间可以选择 6：00－10：00 和 16：00－18：00。这两个时间段是大部分人血压的高峰时间。当然，其他时间段也可以选择，对于上班族而言，建议选择早上起床和睡前时间段，且在服药前测量。

（6）每轮包含 3 次测量，每次测量最少间隔 1 min，取 3 次平均值。

（7）精神抑郁或者焦虑紧张者，尽量避免在家自测血压。

（8）家庭自测血压的环境温度要适中，最好在 18～25℃，环境温度过冷和过热都会影响血压。

（9）如果经过剧烈运动，建议休息 30 min 后再测量。

（10）测量前 30 min 内不要饮用咖啡和酒等刺激性饮料。

（11）三餐后、洗浴后或者服用降压药后 30 min 内最好不要测血压。

家庭自测血压的干扰因素比较多，避免一些外界因素的干扰，得到尽量准确的家庭自测血压数据，为自己高血压的管理和医生的临床诊断提供依据，具有重要的意义。

（六）家庭自测血压，用什么样的血压计最好?

目前市面上的血压计有臂式手动水银柱血压计、臂式自动（或半自动）电子血压计和腕式自动（或半自动）电子血压计，如果用于家庭自测血压，它们都有各自的优缺点。

（1）臂式手动水银柱血压计：使用的时间最长，目前仍是国内各医院主要用来测血压的工具，测量结果被广泛采用，并且医院每年都会将血压计拿到专门的医用仪器校正单位进行校正。其优点是测量结果准确，其缺点是对测量人员的专业素质要求较高，

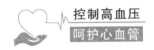

家庭测量需要对测量者进行培训，操作不规范容易造成人为误差。值得一提的是，随着科技的进步，电子血压计的质量已经得到公认，而水银可能会对环境造成污染，水银制式的血压计会逐步被淘汰。测量时，水银柱的下降速度不宜过快，一般每秒或每次心跳下降 2 mm 为佳。

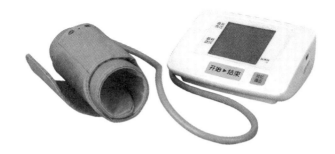

（2）臂式自动（或半自动）电子血压计：优点是使用非常方便，人为因素误差小；缺点是价格较贵，且不同厂家的质量标准严格执行程度不一，结果的准确性因厂家的不一样，可能存在一定的差异。半自动电子血压计需要充气，操作起来的方便性低于自动血压计。手臂围较大者，动脉搏动可能比较弱，会影响电子装置的感应，测量数值可能会有较大的误差。

（3）腕式自动（或半自动）电子血压计：功能与操作和臂式自动（或半自动）电子血压计相似，但由于手腕与心脏于坐位时不在同一个水平，以及动脉粗细的不同（桡动脉更细），其准确性较臂式自动（或半自动）电子血压计更差，有可能与臂式血压计测量结果相差 10 mmHg 以上，所以腕式自动（或半自动）电子血压计被采用得较少。

（七）动态血压监测是什么？

动态血压监测，是将测血压的仪器戴在身上，在 24 h 内，每隔 15 min 或者 30 min，定时测量血压，以获取 24 h 内血压变化的数据，为临床的诊断和治疗提供依据，也可以称为 24 h 动态血压监测。

1. 动态血压监测的方法

将一个与平时测血压的血压计一样的空气袖带，连到一个很小的盒子的仪器上，随身携带，以储存测量数据，最后回放这个数据，以了解 24 h 内血压的变化。要求在测量血压时停止活动，尽量获取准确的数据。

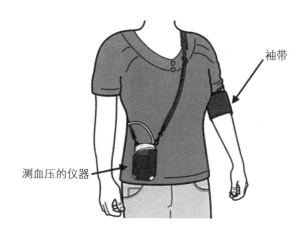

袖带

测血压的仪器

2. 动态血压监测的用途？

（1）帮助排除白大衣（白大褂）效应：白大衣效应指的是在家里和平时的血压都正常，但是到医院看到穿白大褂的医生，血压就会不自觉升高的现象。动态血压监测能很好地排除白大衣效应，避免将白大衣效应误诊为高血压。

（2）确定患者是否需要药物治疗：初次发现的高血压患者，可根据 24 h 血压监测数据，决定是否需要服用降血压的药物。

（3）评判降压药物的疗效：已经使用了降压药，家庭自测血压、诊室血压和动态血压都是评判药物疗效的重要指标，而动态

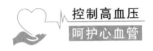
血压监测往往受到的干扰比较少，对评判药物是否有效，或者是经治疗后血压是否达标，都有重要的临床意义。

（4）发现非勺型高血压、反勺型高血压：正常人夜间的血压比白天的血压约低 10％，如果夜间的血压和白天的血压持平，就称作非勺型血压；而夜间血压反而比白天血压高的现象，就称作反勺型血压。如果发现非勺型血压或反勺型血压的高血压患者，可以用药物干预变成勺型血压，为药物治疗提供客观依据。

（5）发现是否有早上血压升高的晨峰或午后血压高或餐后血压高：有部分人存在早上血压升高或午后血压高或餐后血压高的现象，动态血压监测是最好的检测手段之一。这对于帮助消除血压晨峰或午后血压高或餐后血压高现象具有重要的临床意义。

（6）校正诊室血压和家庭自测血压误差：在门诊时经常看到，诊室血压与家庭自测血压相差较大，出现这种矛盾的数据，有可能是家庭自测血压准确性较差，或者是诊室血压受到了外因的干扰，如在我国诊室血压的测量，不一定能保证是正常安静休息 5 min 以上测定的诊室血压数据，这时动态血压监测具有重要的临床意义。

（7）筛选隐性高血压：隐性高血压指的是在诊室血压正常，而在诊室以外血压其实是升高的现象，是需要处理的临床高血压类型，但是不容易发现。

（8）评估难治性高血压：难治性高血压是指用三联足量降压药物，其中包括足量利尿剂，仍然没有将血压降至目标值的高血压。动态血压监测是了解难治性高血压血压变化的重要手段。

（9）监测低血压状况及药物治疗期间血压是否过低：结合诊室血压和家庭自测血压，动态血压监测是检查患者是否处于低血压状态的重要手段。药物治疗时，特别是产生了不舒服的症状时，症状与血压低是否相关，如脑灌注不足导致的头昏，动态血压监测能够了解在治疗期间血压是否有过低状态。

（10）监测直立性低血压：患者由于体位改变而导致的低血压，如做动态血压监测，在体位改变时和体位改变后监测，能够了解是否出现了直立性低血压，包括未使用药物或已经使用药物之后所产生的直立性低血压。

（八）高血压患者为什么要做血糖、血脂、血尿酸等检查？

一旦确诊患有高血压，医生不仅要检查高血压的原因，还要进行高血压的治疗，同时会查血压之外的血糖、血脂、血尿酸等指标，还会检查尿常规和心电图等。有些人会觉得奇怪，为什么要做这么多检查？下面就看看它们之间到底有何关联。

1. 高血压是一个临床综合征

高血压不仅仅是血压高，还可以反映一个人的综合表现。高血压最终可以损伤心脏、血管和肾脏等，导致心脏肥厚和扩大、动脉粥样硬化，甚至动脉损伤，而引起动脉粥样硬化的原因又有很多，正因为高血压引起的损伤是一个综合现象，就要求把与动脉粥样硬化相关的指标也一并寻找，如果异常要加以控制，其目的是预防动脉粥样硬化等心血管疾病的发生，预防对血管、心脏、肾脏的损伤。

2. "三高"

由于科普知识的普及，现在人们都知道"三高"指的是高血压、高血糖、高血脂，那么它们怎么会联系在一起呢？原因就是它们都跟动脉粥样硬化密切相关，它们的升高都会导致动脉粥样硬化，损伤心、脑、肾，需要严加防控，才能够保护心血管。

3. 心血管疾病因素

血尿酸升高、血同型半胱氨酸升高、高体重（体重增加导致

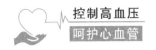
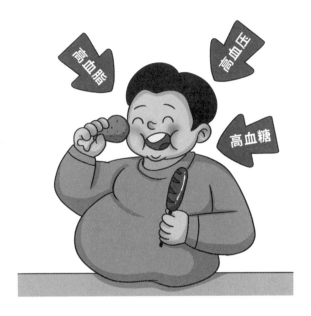

的超重和肥胖）都与心血管疾病的发生有着密切的关联，所以在控制高血压的同时，要把这些因素一并找出来，最好能全部同步控制，否则它们也能够引起或加重动脉粥样硬化等心血管疾病。现在还有"四高""五高"，甚至"六高"的说法，指的就是上面这些指标加"三高"，只是这些指标没有"三高"那么普遍被人了解。这些危险因素很多跟饮食相关，即进食会干扰这些检测结果，所以一般要求做这些检查的时候要空腹，最少空腹 10 h。

4. 发现高血压的早期要检查动脉粥样硬化的其他危险因素

刚发现高血压的时期，是检测动脉粥样硬化等心血管疾病其他危险因素的重要时期，及早发现并同步控制这些因素能够大大地延缓动脉粥样硬化或者延缓对心脏的损伤，做到早期保护心血管。

5. 检测动脉粥样硬化的其他危险因素有助于高血压的治疗

高血压的治疗需要了解高血压的危险度，高血压是否有合并症。高血压的治疗是根据危险因子的多少来划分的，如果有 3 个以上的动脉粥样硬化危险因素，就要求血压的控制要更好一点，甚至有要求降得更低，治疗标准为 130/80 mmHg 以下，并且还需要增加抗血小板聚集的药物如阿司匹林，增加他汀类的药物如阿托伐他汀等，来进一步保护心血管，所以高血压的治疗不仅是单纯降低血压。

6. 做尿常规、心电图、心脏超声等检查

做这些检查的目的，主要是了解高血压有没有引起靶器官的损伤。尿常规主要看肾脏的损伤，当然进一步检查需要查肾功能、肾小球滤过率或肌酐清除率，以及进行肾脏超声或 CT 等。心电图和心脏超声，主要是看有没有引起心肌的病变，包括损伤和肥厚。当然还可以做颈部的血管超声，看看有没有颈动脉的内膜中层增厚或者动脉粥样硬化，甚至还可以做脑动脉的检测等。

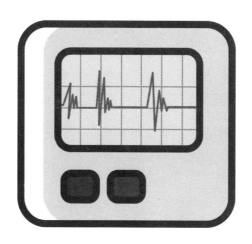

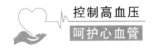
7. 了解靶器官的损伤，能够进一步帮助制订高血压的治疗方案

不但要了解高血压是否有合并症，还需要了解高血压是否有靶器官的损伤，这有助于在选择治疗方案时，同步考虑对损伤靶器官的保护。同步保护靶器官要体现在制订的治疗方案当中，如已有肾损伤的高血压患者，如果有蛋白尿的话，一定要首选血管紧张素转换酶抑制剂（普利类药物）或血管紧张素受体拮抗剂（沙坦类药物），在降低血压的同时，能够最大限度地保护好肾脏，减少或消除蛋白尿的发生。如果已经发生了左心室的肥厚，也最好给予普利类药物和沙坦类药物，在降低血压的同时最大限度地逆转左心室肥厚。最近中国通过了一个专家共识：沙库巴曲缬沙坦对高血压合并左室肥厚或肾功能损伤患者的心肾保护都非常好。

8. 高血压需要综合治疗的方案

高血压的治疗不仅要考虑到要降低血压，还要考虑到是不是有其他的危险因素需要同步控制，以及是不是有靶器官损伤需要同步治疗，而这些综合方案的提出，需要以筛查动脉粥样硬化的所有危险因素、检查是否已有靶器官损伤为前提，才能更好地达到高血压的治疗目标值和选择药物，以及进行抗血小板聚集治疗和特定的药物治疗。

（九）高血压可以引起心电图的哪些改变？

高血压可以引起人体器官的损伤，不积极治疗可能会导致动脉粥样硬化，高血压还可以引起心脏的损伤，如左心房受损、左心室肥厚和劳损等，其引起的心脏损伤在心电图上是有所反映的。高血压引起心脏的损伤在心电图上的表现如下。

1. V_1 导联 P 波后半部分为负向波

V_1 导联，正常情况下 P 波是正向的，P 波后半部分反映的是左心房的心电改变，P 波后半部分为负向波反映的是左心房的心电

传导受到了影响。高血压的患者，左心系统包括左心室、左心房
的压力要更高，才能将血射出，由于左心房壁较薄，左心房压力
的升高，易引起左心房的结构发生改变，也会引起左心房心电的
改变，所以心电图上往往用 V_1 导联 P 波后半部分为负向波来判断
是否有左心房的扩大，V_1 导联 P 波后半部分负向波越深，左心房
就越大。即使没有到左心房扩大的诊断标准，V_1 导联 P 波后半部
分为负向波仍是左心房受到损伤改变的早期敏感指标之一。

2. 心电轴左偏

心电轴受左心系统和右心系统的影响，平时处于动态的平衡
之中，正常的心电图一般是不偏的。当左心系统受到疾病影响时，
左心系统的心电传导也受到影响，这时候容易出现心电轴左偏的
现象；同样的，当右心系统受到疾病影响时，右心系统的心电传
导也会受到影响，表现为心电轴右偏；当左、右心系统同时受到
影响的时候，那么心电轴可以是左偏、右偏或不偏，其结果取决
于左心或右心心肌哪一边受到的影响更大，左心系统的病变大于
右心系统，则电轴会左偏，右心系统的病变大于左心系统，则电
轴会右偏。高血压引起的心脏损伤主要是左心系统的损伤，这是
由于心脏要射血到全身组织器官，当血管内压力增加，射血时遇
到的阻力就会增加，这时心脏就要用更大的力气、做更多的功才
能够把血射出去，在医学上将这种情况称为心脏的后负荷增加，
即血液从心脏射出时遇到的阻力更大，时间一长，左心室的心肌
就会肥厚，左心腔射血时，心腔内的压力也会增加。心电轴左偏
也是高血压引起的最早的心电改变指标之一。

3. 左心室高电压

左心室高电压是心电图诊断左心室肥厚性病变的一个重要指
标，反映的是左心系统的负荷过重，导致了左心室的肥厚，从而
引起左心室的心电发生改变，表现为左心室高电压。

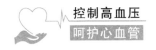

4. ST 段压低和 T 波倒置

左心室的肥厚和劳损往往同时发生，劳损在心电图上表现为 ST 段压低和 T 波倒置改变。患者可以仅仅发生高血压导致的心脏改变，也可以在高血压的基础上，同时伴有冠状动脉的缺血性病变。严重的有冠心病，所以在临床上医生一般都会做出一定的鉴别，看看出现左心室肥厚并劳损的患者，是否合并有冠心病存在。

三、高血压的病因

（一）高血压的病因有哪些？

1. 肾动脉疾病

引起肾动脉疾病的原因有 3 个。首先是动脉粥样硬化引起肾动脉狭窄，一般多见于年纪较大者，中老年人特别是老年人的发病率高；其次是大动脉炎引起的肾动脉狭窄，这两个是后天引起的。还有一个是先天性的肾动脉肌发育不良导致的肾动脉狭窄，这种多见于年轻人。这些都可以导致肾动脉病变，引起血压升高。

2. 肾脏实质性病变

肾脏的病变，导致肾实质损伤而引起血压升高，如肾小球肾炎、糖尿病引起的肾脏损伤等。

3. 内分泌改变

由于某种原因，多为肾上腺的皮质或髓质病变，引起了内分泌的紊乱，其中常见的包括原发性醛固酮增多症和肾上腺腺瘤引起的醛固酮分泌增多（分泌醛固酮，引起体内醛固酮增多）、嗜铬细胞瘤（瘤体阵发或持续地分泌儿茶酚胺，导致血中儿茶酚胺浓度增高）、库欣综合征（导致人体糖皮质激素分泌增多）、垂体病变（导致肾上腺分泌的激素增多）、主动脉缩窄（上肢血压升高，下肢血压不高或降低）等。

4. 睡眠呼吸暂停综合征

睡眠呼吸暂停综合征，会导致睡眠时缺氧，引发高血压。

5. 持续精神紧张

短时期内或长时间内，由于外界环境的改变，或者是自身的原因，导致精神高度紧张，可以引发高血压。

（二）高血压发病年龄提前、发病率升高的原因是什么？

在一个家庭中，下一代发生高血压的年龄往往比上一代要提前，这种情况多见于原发性高血压，也就是高血压跟遗传因素有关系，存在着家族的遗传性，与基因相关，由遗传因素引起的高血压，占高血压的 90％左右，但这不能解释高血压患者普遍发病年龄提前和发病率升高的现象。在我国，不良的生活方式是导致高血压发病年龄提前和发病率升高的主要原因。

1. 抽烟、饮酒的人数明显增加

我国吸烟人数多，被动吸烟的人数比吸烟人数更庞大。长期饮酒的人数也很多。长期饮酒及大量饮酒，会损伤血管的内膜，久而久之，引起高血压。

2. 工作的紧张度高，生活节奏明显加快

工作的紧张度高，脑力劳动强度大，加班工作，生活节奏快，睡眠不足，长此以往，导致交感神经的兴奋性增加、肾上腺皮质激素的分泌增加，导致血压升高。

3. 饮食不健康

有一部分人饮食不节制，喜欢大吃大喝，出现体重超标甚至肥胖，导致发生胰岛素抵抗，出现高血压。

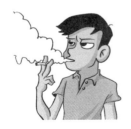
抽烟

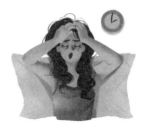
睡眠不足

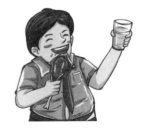
不健康饮食

（三）如何检查和治疗嗜铬细胞瘤？

嗜铬细胞瘤是继发性高血压的一种病因。

1. 嗜铬细胞瘤

嗜铬细胞瘤是起源于嗜铬组织的肿瘤，肿瘤组织在人体中分泌大量儿茶酚胺，分泌的儿茶酚胺可以阵发性或者持续性地释放入血液中，绝大多以阵发性的方式释放入血，而儿茶酚胺在血中浓度的升高会引起血压的升高，阵发性的儿茶酚胺释放入血会引起阵发性的血压升高。

2. 嗜铬细胞瘤的良恶性比例和生长位置

嗜铬细胞瘤患者约占整个继发性高血压患者的 10％。嗜铬细胞瘤有 10％是恶性的，90％是良性的。嗜铬细胞瘤约有 10％长在肾外，多见于腹膜后和膀胱。

3. 嗜铬细胞瘤的典型表现

临床上发现嗜铬细胞瘤患者首发的症状往往是高血压，这种高血压一般都是阵发性的，并且在血压升高的同时，伴随有一些症状，这些症状就是儿茶酚胺分泌增多的表现，如心慌、脸发红或脸发白、头痛，还有出汗。

4. 儿茶酚胺分泌增多的表现

儿茶酚胺包括多巴胺、去甲肾上腺素和肾上腺素。肾上腺的髓质中，可以分泌释放去甲肾上腺素和肾上腺素，以肾上腺素为主。

如果在肾上腺髓质上面或者其他地方长了嗜铬细胞瘤，嗜铬细胞瘤会分泌儿茶酚胺，而分泌的儿茶酚胺会储存在嗜铬细胞瘤内，绝大多数不是立刻释放入血，但是如果遇到某种刺激，嗜铬细胞瘤中的儿茶酚胺就会立刻释放入血，引起血压的升高，所以这种升高多半呈自发性和阵发性的特点。

心率加快是儿茶酚胺分泌增多的重要症状，由于心率的突然增快，大部分患者都有心慌的症状。

还有皮肤颜色的改变，如颜面发红或者颜面苍白，这个取决于儿茶酚胺主要是由什么组成的，如果主要成分是去甲肾上腺素，由于去甲肾上腺素能收缩周围血管，就会表现为颜面苍白；如果主要由肾上腺素组成，由于肾上腺素可以扩张周围血管，可以表现为颜面发红。当人在情绪激动的时候，也会有颜面发红的现象，其道理是一样的。

5. 嗜铬细胞瘤的检查

首先，阵发性血压升高只是一个线索，影像学检查包括肾上腺 B 超、肾上腺 CT 和核磁共振扫描是检查嗜铬细胞瘤的重要方法，但是在临床上，由 B 超发现肾上腺有占位的罕见，可以说大多数的肾上腺有占位都不是 B 超发现的，多由 CT 和磁共振发现。如果是阵发性的血压升高，伴有典型的临床症状，在肾上腺上没有发现嗜铬细胞瘤，可以行全身同位素检查，标记嗜铬细胞瘤，有时在身体的其他部位，如膀胱和腹膜后能发现。

嗜铬细胞瘤患者在发作时，血中的儿茶酚胺含量会升高，尿中的儿茶酚胺含量也会明显增多，可以作为检查的重要指标，所以这个时候往往要检查血尿儿茶酚胺及其代谢产物的浓度。

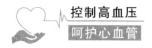

6. 嗜铬细胞瘤的治疗

手术切除是根治嗜铬细胞瘤唯一的方法，如果是针对高血压的治疗，可以使用 α 受体阻滞剂降低血压，但血压往往并不容易控制，需要联合其他的降压药物进行治疗。

（四）如何检查和治疗醛固酮增多症？

醛固酮增多症是高血压的病因之一。

1. 醛固酮

醛固酮是由肾上腺皮质分泌的皮质激素之一，是肾上腺盐皮质激素，是正常情况下平衡体内水钠代谢的必需激素，也是肾素-血管紧张素-醛固酮系统轴的一部分。过量的醛固酮会使钠和水潴留，引起一系列的临床症状。

2. 醛固酮增多症

醛固酮增多症包括原发性醛固酮增多症和继发性醛固酮增多症。原发性醛固酮增多症又称为特发性醛固酮增多症，其实指的是不明原因的醛固酮分泌增多；继发性醛固酮增多症指的是有明确的具体原因引起的醛固酮增多。

醛固酮增多症，顾名思义就是醛固酮分泌增多引起的综合征，或者引起的症状。

3. 醛固酮增多症的临床表现

血中的醛固酮增多，会引起血压的升高，所以高血压是醛固酮分泌增多最重要的体征；其次是乏力，肢体发麻，这是由于醛固酮分泌增多会导致钠、水潴留和血钾排出，出现低钾血症，不但可以有全身乏力的症状，还可以有尿频的症状和水肿的体征。还可以看醛固酮与肾素的比值，大于 30 的时候提示可能有病变，需要进一步检查。为准确定位，还可用导管插入至单侧肾静脉抽血检查。

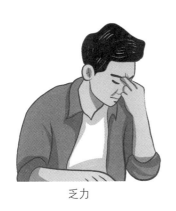

乏力

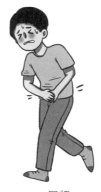

尿频

4. 醛固酮增多症的检查

一般怀疑有醛固酮增多症的患者，可以检测血中的醛固酮含量，并且同步检测增多的醛固酮是哪里分泌的，需要做影像学检查。最常见的是在肾上腺上面有分泌醛固酮的瘤，叫醛固酮瘤，一般是腺瘤，多见于单个瘤体；还有就是肾上腺皮质增生，也可以分泌过多的醛固酮；还有比较罕见的肾上腺皮质癌，也可以分泌醛固酮，所以肾上腺的肿瘤不都是良性的，有小部分是恶性的。还有比较罕见的异位醛固酮瘤，如长在肾上腺外的醛固酮瘤，可能长在卵巢。

最常用的影像学检查是肾上腺 CT 或磁共振，并且可以平扫同时增强。在肾脏外的醛固酮瘤，大部分靠同位素标记发现。

5. 试验性药物治疗醛固酮增多症

醛固酮增多症的试验性药物治疗，其实是一种诊断性的治疗，可以先用醛固酮抑制剂试验性治疗，如用螺内酯 360 mg/d，分次口服，时间 1～2 周，一般 1 周，如果血压真的降下来了，说明该高血压是由醛固酮增多引起的，维持剂量是 240 mg/d，也是分次口服。

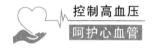
6. 醛固酮增多症的治疗

针对醛固酮增多症进行治疗，主要看导致醛固酮增多的原因是什么？如果是肾上腺肿瘤（醛固酮瘤），手术切除是必须的，单侧肾上腺增生的醛固酮增多，也可行介入栓塞肾上腺后支动脉。如果不能用手术治疗，用醛固酮拮抗剂治疗是首选，但是临床上很少用全量（药物试验的剂量）进行治疗，多为联合治疗，也就是少量的醛固酮拮抗剂加上其他类型的降压药，理论上来说确诊醛固酮增多症患者，如用螺内酯时可以按照试验性药物治疗的方法，用负荷量的剂量之后给维持剂量。

如果出现电解质紊乱的，需要纠正电解质紊乱等醛固酮分泌增多引起的症状，如果醛固酮被充分拮抗，那么醛固酮分泌增多引起的症状会消失。

（五）皮质醇增多症有什么临床表现？如何治疗？

发现高血压需要寻找原因，看看是什么原因引起高血压。有原因的高血压统称为继发性高血压，继发性高血压种类比较多，皮质醇增多症就是其中之一，又叫作库欣综合征。

1. 皮质醇

皮质醇是肾上腺分泌的一种激素。正常状态下肾上腺分泌皮质醇，以帮助维持人体的各种生理功能，在人体应激的状态下分泌增多，以维持人体在应激状态下的生理功能。其对于糖类的代谢起着重要的作用，是糖皮质激素之一，人体在应激状态下皮质醇分泌增多，动员机体的各种能源，为人体提供更多的能量，帮助人体在应激的状态下维持机体的各种功能。

皮质醇增多可以是肾上腺本身的问题导致的，也可以是促肾上腺皮质激素分泌增多导致的，促肾上腺皮质激素分泌增多主要是垂体的功能异常导致的。

2. 皮质醇增多症的典型特征性表现

皮质醇增多症就是皮质醇的异常增多所引起的临床综合征，皮质醇分泌增多会导致糖代谢紊乱、脂代谢紊乱、蛋白质代谢障碍，其中一个很重要的体征就是血压升高，使用皮质激素的副作用最重要的一点就是脸发胖呈水肿样，医学上皮质激素分泌增多引起的脸部和肩背部的皮下脂肪沉积称为满月脸和水牛背，还可以在腹部等皮下脂肪比较多的地方形成紫纹（一种特征性的紫色的纹），这几个体征具有特征性，一旦出现需要仔细鉴别是否由皮质醇增多引起。

当然皮质醇分泌增多除可以引起糖、脂代谢紊乱外，还可以引起钙的代谢紊乱，导致骨质疏松；还可以引起毛发稀疏和脸部的痤疮。

3. 皮质醇增多症的检查

体格检查是诊断皮质醇增多症的重要部分，血压升高是皮质醇增多症的重要线索，满月脸、水牛背或者腹部皮肤紫纹这些线索具有特征性。作为一名专科医生，如果已经看到典型的皮质醇增多症的体征，诊断已经不难，难就难在要在早期的线索中辨别出可能的皮质醇分泌增多。对初次发现高血压的患者来说，寻找高血压的原因是很重要的。

化验检查可以查出血糖和血脂异常，以及电解质紊乱，特别是钙异常。

皮质醇增多症最直接的检查是血尿的皮质醇检查，现在临床上一般查血检测不同时间的皮质醇，筛查时间为早上 8 点和下午 4 点，可以查尿中的 17-羟、17-酮含量。如果有线索医生会再继续查下去，可以查垂体分泌的促肾上腺皮质激素，还可以做地塞米松抑制试验帮助诊断。

影像学的定位检查包括 CT 和磁共振，主要的目标位置是肾上

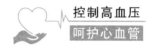
腺，必要时可以行增强检查，如果是垂体引起的继发性皮质醇增多症，还需要检查垂体。

4. 皮质醇增多症的治疗

一旦发现皮质醇增多症，把皮质醇降低到正常的分泌范围是最重要的。如果是促肾上腺皮质激素引起的问题，需要治疗垂体；如果是肾上腺皮质本身的病变，则治疗肾上腺皮质本身；如果发现有肾上腺的皮质增粗、占位，可以采取手术切除的方式来治疗，也可以在不能手术切除的时候采取放射治疗的方法。药物治疗也是皮质醇增多症治疗的重要组成部分，以抑制皮质醇的分泌。

皮质醇增多症的治疗要点是早期发现。越早发现，产生的症状越少，引起的问题也越小，这样的治疗效果越好。

由皮质醇增多症引起的高血压，解决掉皮质醇增多的问题，血压自然会下降到正常范围，所以继发性高血压的治疗重点是去除病因。

（六）高血压和低钾血症一起出现的原因有哪些？

高血压患者有少部分是某种疾病引起了血压升高。继发性高血压患者在去除继发的病因之后，血压一般会下降，有的可以不用再服用降压药，血压是否能到正常，往往取决于发生高血压时间的长短。

在临床上经常碰到高血压合并低钾血症（血钾低），降低血压和查找低血钾的原因要同步进行，高血压与低钾血症一起出现有以下原因。

1. 肾上腺腺瘤

这是发现高血压合并低钾血症最先能想到的疾病。其原因是肾上腺上长了腺瘤，肾上腺腺瘤能分泌一种升高血压和降低血钾的物质——醛固酮，这种状况在临床上时常见到，由于现有的检查仪器有一定的分辨率，如果第一次检查是正常的，要半年之后再检查，以防瘤体过小而仪器的分辨率有限没有发现，这种患者血压往往使用药物比较难降，要几种降压药物联合使用，加用醛固酮拮抗剂——螺内酯效果不错，治疗的重点为切除腺瘤，当腺瘤切除以后，血压往往明显下降，降压药的种类和剂量都较腺瘤手术前明显减少，有的人甚至可以不用服药而血压正常。

2. 原发性醛固酮增多症

这种情况多由肾上腺皮质增生引起，要做相关检查，特别是要检测肾素和醛固酮的比值。引起高血压的原因是分泌的醛固酮过多。

3. 脑垂体病变

脑垂体病变往往引起促肾上腺皮质激素（脑垂体分泌的一种激素）增多，能够促使肾上腺皮质增生，并使肾上腺皮质激素或醛固酮分泌增多。如果发现是这种情况，需要做垂体切除术，让促肾上腺皮质激素的分泌正常。

4. 使用利尿剂降压

这种情况也比较常见，因利尿剂具有降压作用，往往选择用来降低血压，但噻嗪类利尿剂和袢利尿剂都有排钾的作用，如果不注意补钾，长期服用可能会导致血钾的降低，其排钾作用与利尿剂剂量的大小相关。治疗主要是减少利尿剂剂量，注意补钾，定时复查血钾，并调整药物剂量。

5. 其他因素

如高血压患者出现腹泻，可以导致低钾血症；长期服用肾上腺皮质激素者，可能导致低钾血症；患者同时患有糖尿病，在使用胰岛素降血糖的过程中，由于胰岛素过量，导致细胞外的钾转移入细胞内，血浆里面的血钾可能会低。周期性瘫痪的患者，血钾可能发生紊乱，其中低钾血症的情况占大多数。还有一些其他

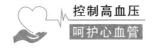
原因引起的血钾低。

高血压患者一旦发现合并低钾血症，首先要排除继发性高血压，要先想到是否有合并肾上腺腺瘤的可能，需要做相关检查，进一步排除其他引起血钾低的原因并去除这种原因（如果有原因），积极将血钾补至正常。如果找不到低血钾的原因，长期低血钾者则需要不断补钾。

（七）肾动脉狭窄是如何被发现的？怎么治疗？

临床上一旦发现高血压，需要寻找导致高血压的原因，但具体到每个人身上，又有不同，临床上目前不能将每一个高血压患者都做全面的检查来排查继发性高血压的因素。一般继发性高血压，药物治疗的效果不好（降压效果不好），而原发性高血压（没有原因引起的高血压，考虑与遗传相关）初发时药物治疗效果是比较好的。肾动脉病变引起的肾动脉血管狭窄，是导致继发性高血压的原因之一。

1. 肾动脉狭窄的原因

（1）先天性肾动脉肌纤维性结构不良，这与先天发育不良有一定关系，多见于年轻人，发病年龄比较早，发展较缓慢。

（2）肾动脉粥样硬化多见于中老年人，大多有动脉粥样硬化等心血管疾病的危险因素，如"三高"（高血压、高血糖、高血脂）甚至"五高"（"三高"外加高尿酸、高同型半胱氨酸血症）、抽烟、工作压力大、有心血管病家族史等危险因素。动脉粥样硬化造成的狭窄，可以累及单侧或双侧肾动脉。

（3）大动脉炎导致肾动脉狭窄多见于中年人，以血管壁的坏死和炎症为特征，引起肾动脉狭窄的原因与变态反应相关，属于免疫系统疾病。

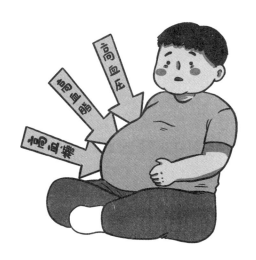

2. 肾动脉狭窄引起血压高的原因

发病机制与肾素-血管紧张素系统密切相关，也与水钠潴留和体内血容量增多有关。

（1）单侧肾动脉狭窄，也称为肾素依赖性高血压，是由于肾素-血管紧张素系统过度激活，导致血管紧张素Ⅱ生成增多引起的高血压。

（2）双侧肾动脉狭窄，这种情况一般血管紧张素Ⅱ含量反而不高甚至还降低，是由于体内水钠潴留和血容量增多引起的血压升高，也称为容量依赖性高血压，这种情况应用血管紧张素转换酶抑制剂或血管紧张素受体拮抗剂不但无效，还会加重症状，所以这种情况不用血管紧张素转换酶抑制剂或血管紧张素受体拮抗剂来治疗。

（3）混合型高血压，指的是以上两种情况都存在。

3. 肾动脉狭窄的检查

影像学检查，如肾动脉血管CT或者肾动脉血管造影，是主要的检查方法。如高度怀疑肾动脉狭窄的患者，影像学检查能够确

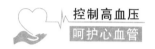

定，但是肾动脉血流超声检查准确度有限，有些超声诊断报告肾动脉血流阻力指数升高，最终证实都不是肾动脉狭窄的问题。其他的检查项目如肾素活性检查，对诊断也有帮助。

4. 预防和治疗肾动脉狭窄

肾动脉狭窄的预防需要针对不同的病因，目前能做预防的是肾动脉粥样硬化，尽量尽早控制动脉粥样硬化的危险因素，如将血压、血糖、血脂、血尿酸、血同型半胱氨酸等指标控制在正常范围，养成良好的生活习惯，不抽烟、饮酒，劳逸结合。

如果已经发现肾动脉狭窄，但狭窄的程度不重，可以先用药物降压处理，并且同步处理狭窄的病因。如果考虑动脉粥样硬化，一定要同步治疗动脉粥样硬化；如果考虑是动脉炎引起的，应检查是否有全身性结缔组织疾病。狭窄程度越重，与一般的原发性高血压相比，血压降低越难，降血压需要更大的药量。

如果肾动脉的狭窄程度超过了 70％，建议进行血管再通治疗，包括行球囊扩张成形加安装支架治疗或外科手术搭桥治疗。大部分进行肾动脉血管再通治疗的患者，手术后血压大都能逐渐回落至正常或接近正常，血压下降的程度取决于高血压时间的长短及是否有其他靶器官的损伤，部分患者能停掉高血压的药，或者降压药使用剂量大幅减少，如原来用 3 种或 4 种药，手术后 1 种药就可以将血压降至正常。

第二篇
治疗高血压

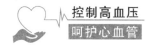

一、高血压的治疗目标

（一）动脉粥样硬化等心血管疾病如何评估？

高血压是常见疾病，高血压的治疗已经远远超出了单纯降低血压的范畴。高血压是一个综合征，最终导致的结果是靶器官的损伤。应评估高血压患者患动脉粥样硬化等心血管疾病的风险，更好治疗高血压患者。

1. 动脉粥样硬化等心血管疾病风险评估的目的

把血压与动脉粥样硬化等心血管疾病的风险评估联系在一起，目的是在使用最小剂量药物治疗的同时获得最大的收益，最大限度预防心血管疾病，延长人的寿命，或者挽救更多的生命。在选择高血压药物治疗的时候，需要合理进行动脉粥样硬化等心血管疾病风险的评估，并将评估的结果考虑进去。

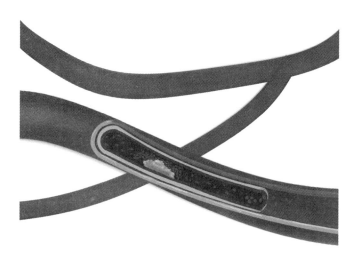

2. 动脉粥样硬化等心血管疾病致病因素

如果简单地说，就是动脉粥样硬化的危险因素，与患心血管疾病风险密切相关。具体如下：年龄，性别，人种，血压的高低（包括收缩压和舒张压），血中胆固醇的含量（包括总胆固醇、高密度脂蛋白胆固醇和低密度脂蛋白胆固醇），是否有糖尿病，是否抽烟，高血压是否在治疗，是否在服用他汀类药物，是否在服用阿司匹林等。

3. 动脉粥样硬化等心血管疾病风险的评估工具

动脉粥样硬化等心血管疾病风险评估工具世界各地大致相同，我国也有规范表格计算患动脉粥样硬化等心血管疾病的风险，其目的就是准确地评估动脉粥样硬化等心血管疾病的患病风险，为临床用药提供依据。

如果不能够具体地计算出这个风险值，在临床上往往采取一些根据危险因素评估的方法。

临床碰到高血压合并糖尿病的患者、高血压合并蛋白尿的患者要将高血压强化治疗到更低的水平，目标一般为 130/80 mmHg，有的指南甚至要求 120/80 mmHg，因为这些患者患动脉粥样硬化等心血管疾病的风险更高。

4. 动脉粥样硬化等心血管疾病风险评估的意义

一般以 10 年心血管疾病患病风险大于 10％ 为高风险。这种状态下除了将血压降低到一般目标值更低的程度，还需要使用阿司匹林抗血小板聚集和使用他汀类药物来预防动脉粥样硬化等心血管疾病的发生及预防发生心血管急性事件。

（二）高血压的下降目标值都是一样的吗？

1. 高血压合并冠心病的血压目标值

由于高血压是冠心病的重要危险因素，如已经发生了冠心病，

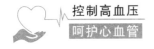

推荐将血压降到 130/80 mmHg 以下。

2. 高血压合并糖尿病的血压目标值

高血压和糖尿病都是动脉粥样硬化的高危因素，只要高血压合并糖尿病，几乎所有防治指南都认为要强化治疗，降低动脉粥样硬化的风险，并都建议将血压降到 130/80 mmHg 以下。如果危险因素比较多，有些防治指南推荐将血压降至 120/80 mmHg。

3. 高血压合并脑卒中的血压目标值

高血压合并脑卒中患者，非急性期需要将血压降至 140/90 mmHg 以下。血压下降后，没有特殊不适，建议降至 130/80 mmHg 以下。

4. 高血压合并慢性肾功能损伤的血压目标值

这种情况有点特殊，高血压合并肾功能损伤分为有蛋白尿和没有蛋白尿。有蛋白尿者基本上要求强化到 130/80 mmHg 以下，没有蛋白尿者可以将目标值设定在 140/90 mmHg以下。

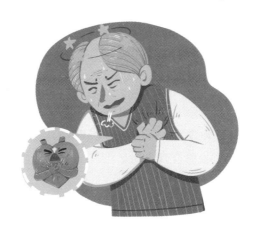

5. 老年人血压目标值

建议老年人的血压目标值为降至 130/80 mmHg 以下，如果到这目标血压时患者感觉不舒服，可以放宽目标值至 140/90 mmHg，甚至 150/90 mmHg。

6. 一般人群血压目标值

属于一般人群，但是危险因素比较多，在 3 个以上，评估 10 年心血管疾病风险超过 10%（有专门的计算方法）者，通俗来讲就是危险因素比较多者，要求将血压尽量降至 130/80 mmHg 以下。

（三）临床上如何确定高血压？

1. 动态血压监测高血压标准

如白天的平均血压超过 135/85 mmHg，夜间的平均血压超过 120/70 mmHg，或者 24 h 的平均血压超过 130/80 mmHg，都属于高血压。动态血压监测还可采取百分率的计算方法，如有效的血压采点有 25% 以上超过正常值，就认为达到高血压标准。

2. 诊室血压测定高血压标准

诊室血压测定是目前最常用的确定高血压的方法，诊室血压的测定应由医生完成。具体要求：连续 3 d 在同一个时间标准地测定血压，如果平均血压达到了诊断标准，也就是超过正常值，就确定有高血压，其高血压的标准值是 140/90 mmHg。但是在临床工作中，长期反复多次的血压升高，包括家庭自测血压的升高，即使是第 1 次就诊的患者，医生也有可能根据症状及辅助检查的一些结果，如心电图是否有高血压的改变、尿检测是否反映有肾脏损伤等，来确定是否有高血压。

诊室血压平均超过 180/110 mmHg，即使是首次就诊，也直接诊断为高血压。

3. 家庭自测血压测定高血压标准

家庭自测血压也可以作为高血压的诊断，但是家庭自测血压要测量准确，建议使用电子血压计，否则准确性就无法保证。家庭自测血压按要求正规测量，连续 3 d 同一时间血压平均值达到高血压标

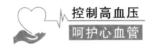
准，也诊断为高血压，家庭自测血压的标准值是 135/85 mmHg。

（四）血压达到什么标准开始治疗？

血压在 140/90 mmHg 以下属于正常范围，但是，在有些情况下，医生对血压低于 140/90 mmHg 的患者还是开了降压的药物，这是为什么呢？近年的流行病学的证据和临床研究的证据证实，血压在（130～139）/（80～89）mmHg，患者动脉粥样硬化等心血管疾病的发生率和死亡率，以及导致靶器官的损伤程度，都高于 130/80 mmHg 以下的患者。

1. 非药物治疗

血压在 130/80 mmHg 以下，需要进行非药物治疗。非药物治疗主要指建立良好的生活方式：低盐低脂饮食，合理科学搭配膳食，降低生活和工作紧张度，劳逸结合，情绪良好，睡眠充足，每天坚持适当的有氧锻炼。

2. 药物治疗

全球所有的指南都将血管紧张素转化酶抑制剂、血管紧张素受体拮抗剂、利尿剂和钙通道阻滞剂作为高血压治疗的首选药物，都将 α 受体阻滞剂作为高血压的二线药物。我国同时将 β 受体阻滞剂作为首选药物。

3. 全球指南对高血压认知的相同点

世界各个国家卫生组织的高血压指南，在对高血压的认知方面存在一定的差异，包括高血压的定义、高血压的启动治疗时机、高血压的目标值。同时，全球指南对高血压的认知存在相同点，具体如下。

（1）理想血压：仔细研读全球的高血压指南，会发现有一个观点惊人的一致，那就是全球都认可，血压在 120/80 mmHg 以下为理想血压，也就是血压在这个值以下是最理想的。

（2）高血压合并糖尿病患者的启动治疗时机：已经确定了糖尿病的患者，目前全球所有的指南都建议，血压只要超过130/80 mmHg就需要启动治疗，其治疗的方法包括非药物治疗和药物治疗，治疗的目标最少要低于130/80 mmHg。那么对于糖尿病患者来说，超过130/80 mmHg就是高血压。

（3）高血压合并肾损伤有蛋白尿患者的启动治疗时机：已经确定了由高血压引起的蛋白尿患者，降压启动标准与普通的标准不一样，全球所有的高血压指南都认可血压超过130/80 mmHg，合并肾脏损伤导致蛋白尿患者需要立刻启动非药物治疗和药物治疗，将血压降低到130/80 mmHg以下。

（4）低、中危高血压患者的启动治疗时机：低危和中危的高血压患者，指的是高血压的危险因素比较少，除了高血压之外还有1～2个危险因素，加上高血压不超3个危险因素的患者，高血压的血压值达到140/90 mmHg，需要启动高血压的治疗。指南在立即使用药物治疗方面有不同的理解，对于必须马上采用非药物治疗的观点是一致的，如果非药物治疗无效，必须启动药物治疗的观点也是一致的。

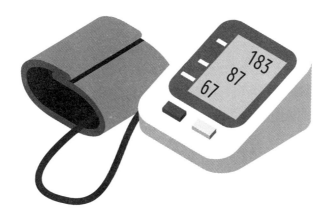

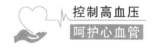
（5）血压超过 160/100 mmHg 的高血压患者的治疗决策：所有高血压患者，血压达到 160/100 mmHg 时，立刻开始非药物治疗和药物治疗，没有任何一个指南推荐必须先用非药物治疗降血压再来观察血压下降的效果，应该立即同步启动药物治疗，并且绝大多数推荐选择两种药物联合的药物治疗方案，或者采取单片复方制剂治疗的方案。当然特殊情况除外，如妊娠的妇女，因为要考虑到药物对胎儿的影响。

综合全球指南观点，如果血压低于 130/80 mmHg 是比较好的。对老年高血压患者来说，如果血压高于 130/80 mmHg、140/90 mmHg、150/90 mmHg，都可以启动治疗，其中 150/90 mmHg 必须启动药物治疗。降到 130/80 mmHg 以下且又没有不舒服的感觉，那么推荐降到 130/80 mmHg 以下；如果降到 130/80 mmHg 以下不舒服（引起了器官灌注的不足），可以将血压的启动值提高到 140/90 mmHg，超过这个值再启动治疗；如果在这个血压水平还不舒服，只要不超过 150/90 mmHg 就可以，特别是 80 岁以上的老人，可以适当地放宽标准。

（五）收缩压正常，舒张压较高，是高血压吗？怎么治疗？

在临床上常常见到这样的高血压患者，收缩压完全正常，仅仅是舒张压升高，并且大部分人没有症状，这一部分人是高血压患者吗？一旦发现舒张压升高而收缩压正常，接下来应该怎么办？需要治疗吗？

1. 高血压的定义中关于单纯舒张压升高的内容

按照高血压的定义，舒张压达到或超过 90 mmHg，经医生检查确认诊断是高血压，这个时候的收缩压可以正常也可以升高，所以收缩压正常而舒张压升高属于高血压的范畴。

2. 收缩压正常、舒张压升高的常见人群

单纯舒张压升高常见于年纪较轻的人，因为舒张压往往与交感神经的兴奋性相关。年轻的高血压患者其动脉弹性往往不错，而动脉弹性是决定收缩压的重要因素，所以收缩压往往是正常的，而舒张压升高由自主神经调节的失衡及交感神经的兴奋性升高引起得多。

3. 收缩压正常、舒张压升高的形成机制

舒张压主要受心率和外周血管阻力的影响。年轻人容易导致交感神经的兴奋性升高，下列情况如熬夜、生活压力大、精神紧张、睡眠差、运动少、有抽烟喝酒的坏习惯等，容易导致心跳加快，血管舒张期缩短，外周血管阻力加大，在舒张期的血容量相对也多，舒张期血管受到的压力也就更大，舒张压就会升高。在临床上见到比较多的情况是年轻人熬夜打游戏，由此造成睡眠不足，也会影响血压。

还有一些其他的因素参与，也有舒张压高但是心率不一定快的，可能由于某种原因导致外周血管的收缩，也可以导致血压升高，如外界的寒冷环境持续刺激。

4. 收缩压正常、舒张压升高的处理

1）寻找高血压的病因。

单纯舒张压升高也需要寻找高血压的病因，可以是继发性原因引起来的，如是否有大动脉炎、是否有先天性的肾动脉肌发育不良造成的狭窄、是否存在着肾上腺腺瘤等，但也可能与不良的生活习惯密切相关。动态血压监测对所有高血压患者，包括单纯舒张压升高患者的诊断是非常有帮助的，是在首次就诊的时候必须做的检查，它有助于排除白大衣效应，并了解白天和晚上的血压波动情况。

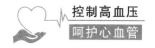

2）高血压的治疗。

从非药物治疗的角度来说，建立良好的生活习惯是降低血压的基础治疗。有些年轻的高血压患者，生活习惯改善以后，体重也减下来了，睡眠也好了，生活工作的压力减轻了，血压也就自然下来了。已经在用药治疗者，有部分人可以根据血压的降低情况慢慢停掉降压药物而血压能够维持在正常范围。

单纯舒张压升高患者的治疗从发生机制来说，建议使用β受体阻滞剂，可能效果会更好一点，但是其他的抗高血压药物也可根据具体情况进行选择，如血管紧张素转换酶抑制剂、血管紧张素受体拮抗剂、钙通道阻滞剂和利尿剂，客观地说，没有特效治疗单纯舒张性高血压（单纯舒张压增高）的药物，单纯舒张性高血压的治疗与其他类型高血压的处理是同样的原则。

5. 收缩压正常、舒张压升高的预防

从引起单纯舒张压升高的机制可以看出来，建立良好的生活习惯是预防单纯舒张期高血压的基础，特别是对有高血压家族史者来说，建立良好的生活习惯尤为重要。包括：养成清淡低脂饮食，食盐每天不超过 6 g，定时作息，劳逸结合，合理安排工作与休闲时间，保持充足的睡眠，坚持锻炼身体，控制好自己的情绪，摒弃抽烟、喝酒等不良习惯，否则，等到血压升高了才来治疗就已经有些晚了。

有高血压家族史的家庭，养成小孩低盐低脂的良好口味，能让小孩一辈子受益无穷。

（六）高血压一定要降下来吗？不降低有什么后果？

1. 升高的血压降下来的好处

多项研究综合表明，升高的收缩压每降低 5 mmHg，舒张压降低 2 mmHg，能够大幅度防止高血压患者发生心肌梗死和脑卒中，

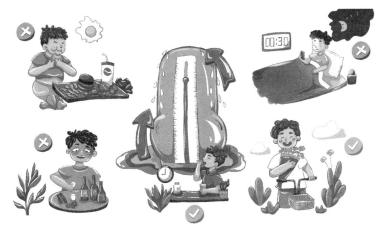

高血压禁忌

其下降率分别是 13％和 12％。

《柳叶刀》曾经发表一个回顾性分析报告，经过大样本人群的研究分析，比较高血压患者降低血压和不降低血压的结果表明，高血压患者只要降低 10 mmHg 的收缩压，就能够带来如下好处，如果进一步降到正常值，得到的好处将会更大：

（1）减少冠心病的发生。高血压是冠心病的重要危险因素，降低收缩压 10 mmHg，能够减少 17％的高血压患者发生冠心病，使高血压患者冠心病的发病人数急剧减少。

（2）减少脑卒中的发生。高血压也是脑动脉粥样硬化的重要危险因素，中国是一个脑卒中发生率高的国家，降低收缩压 10 mmHg，发生脑卒中的风险降低 27％，也就能大幅度减少脑卒中的发生率。

（3）减少心功能不全（心力衰竭，简称心衰）的发生。高血压可以导致心衰，其原因可以是高血压导致冠心病而引起心衰，也可以是血压过高导致心脏负担过重而发生心衰，将高血压患者

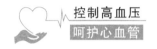
收缩压降低10 mmHg，可以减少28％的患者发生心衰，所以血压降低能改善高血压患者的生活质量。

（4）减少主要心血管疾病的发生。高血压患者发生心血管疾病而造成的死亡人数明显增加，将高血压患者的收缩压降低 10 mmHg，能将由于心血管疾病而引起的死亡率降低 20％，能提高高血压患者的寿命，减少由于心血管疾病而导致死亡的人数。

（5）减少所有原因造成死亡的发生。对比所有纳入研究的高血压患者，只要将高血压患者的收缩压降低 10 mmHg，最后导致的结果：高血压患者由于任何原因导致的死亡率减少 13％，包括不是由于心血管疾病而导致的死亡，很显然这再次证实降低血压提高了高血压患者的寿命。

2. 有人错误认为高血压不需要降下来

高血压患者中，一部分人不愿意吃药，害怕药物的副作用，害怕终身服药，所以宁愿相信高血压不需要降下来。另外 90％的高血压患者没什么症状，所以很多人认为，反正没有什么症状，所以不需要治疗，大张旗鼓地宣扬高血压不需要吃药，这与科学的研究结果背道而驰，高血压降与不降，寿命可以差很多年，所以高血压一定要降下来，并且要尽早地降下来。

（七）控制血压、血脂在内的全部危险因素，是预防心血管疾病的根本吗？

2019 年 4 月在北京召开了《高血压患者血压血脂综合管理中国专家共识》新闻发布会，这预示着，从早年的高血压患者或者高血脂患者单纯地降血压和单纯地降血脂，迈进到多个危险因素同步控制的新时代，并以专家共识的形式向全国的各级医生推广开来。虽然近年的科普文章反复地强调高血压是一个临床综合征，控制动脉粥样硬化等心血管疾病的所有危险因素，才是预防和控制心血管疾病的根本办法，但是一个新的理念要向全国的各级医疗机构推广还需要时间，特别是基层的社区医生，有了专家共识作为导向，能够更精确地治疗包括有高血压和高血脂在内的心血管疾病危险因素的患者。那么发现了高血压或者高血脂究竟应该怎么办？

1. 先明确是否有其他的心血管疾病危险因素

一旦发现高血压或者高血脂，首先需要明确诊断，是否存在高血压，是否存在高血脂，导致高血压或高血脂的原因，以及高血压或高血脂的治疗方法。除此之外，一定要监测动脉粥样硬化等心血管疾病的所有危险因素，除了血压和血脂之外，还需要检查是否有高血糖，在重视空腹高血糖之外，还要注意餐后血糖是否升高，并定时检查糖化血红蛋白，还要注意是否有血尿酸增多、血同型半胱氨酸增多，以及体重是否正常，有没有体重超重或者肥胖。

2. 一定要采取措施进行治疗

治疗不一定指的是药物治疗，非药物治疗是治疗高血压或者高血脂的基础，而非药物治疗最基本的内容就是建立良好的生活方式，在建立良好生活方式的基础上，如果血压或者血脂还不能降到正常，需要检查是否有其他的危险因素，并要同步控制危险因素。

如果有血压高、血脂高、血糖高（胰岛素抵抗）、高尿酸血症和高同型半胱氨酸血症的"三高"或"四高"或"五高"，可能服用的药物就很多，所以在没有出现这些疾病之前，特别是有这些疾病的家族史者，一定要从小建立良好的生活习惯，及早发现问题，及早处理，将这些危险因素的损伤降到最低，这就是预防或者减少动脉粥样硬化等心血管疾病发生的最有效办法。

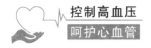
3. 检视是否有不良习惯

一旦发现血压高或者血脂高，要检视有没有不良的生活习惯，是否有抽烟的习惯，是否长期饮酒，是否有熬夜的习惯，有没有固定的生活规律，是否容易激动或脾气暴躁，是否睡眠不好，是否工作或者生活紧张压力大，是否久坐不动。建立良好的生活习惯，是预防动脉粥样硬化等心血管疾病发生最基本的方法，如果能够养成良好的生活习惯，一定会惠及终生。

4. 进一步明确是否已经发生了动脉粥样硬化等心血管疾病

早期发现的高血压或者高血脂，大部分人都还没有进展到动脉粥样硬化等心血管疾病阶段，但是由于高血压或者高血脂患者大都没有症状，所以当有人发现高血压或者高血脂或者两者并存的时候，以及还有其他的动脉粥样硬化等心血管疾病的危险因素的时候，已经发生了动脉粥样硬化等心血管疾病，如有的已经出现了周围血管动脉粥样硬化，也有的已经发生了冠状动脉粥样硬化，甚至发生了冠心病，或者出现了脑动脉的硬化，这些都是有可能发生的情况。一旦发现这些问题要积极地治疗，有很多人在这种情况下担心一辈子服药而不治疗，这样做势必导致动脉粥样硬化病情的加重，将自己置于危险的境地。

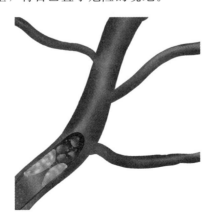

5. 检查是否出现了靶器官的损伤

高血压和高血脂的靶器官基本上是一致的，主要是导致动脉粥样硬化，最早是形成了动脉内膜与中层的增厚，而动脉为分布全身的各器官提供供血，高血压也可以导致左心室肥厚和肾脏的损伤及脑的损伤，这些靶器官的损伤如果已经存在，要积极地采取措施，尽量地逆转这些损伤。除了考虑降低血压之外，还要考虑靶器官的保护，将这些损伤降到最低，如出现动脉粥样硬化的软斑块，要积极将软斑块转变成硬斑块，从而防止软斑块破裂而导致急性事件，而硬斑块是稳定的，不会导致急性的心血管疾病；如已经出现了动脉内膜中层的增厚，在选用降压药的基础上，要首选对内膜中层增厚逆转效果最大的药物，如血管紧张素转换酶抑制剂或者血管紧张素受体拮抗剂；如高血压合并蛋白尿，除了考虑降低血压之外，还要考虑同步控制蛋白尿，所以在选药的时候要首选普利类药物或沙坦类药物。

6. 需要消除降低血压、血脂和其他危险因素之后的残余风险

首先来看看什么是降低血压、血脂和其他危险因素之后的残余风险。当一个高血压患者把血压降下来之后（降到正常范围之后），其发生心血管疾病的概率，仍然比没有高血压者（健康者）要高，就叫作发生心血管疾病的残余风险。当 10 年心血管疾病风险发生率超过 10%，或者有 3 个以上的危险因素，说明患心血管疾病的风险比较高，建议加用其他的方法来消除残余风险，这也是目前用来预防和治疗动脉粥样硬化等心血管疾病的常用方法。一般来说，有 3 个以上的危险因素，就要求使用抗血小板聚集药物预防治疗，并且要求用他汀类药物来预防性治疗，如果已经发生了动脉粥样硬化等心血管疾病，必须立即启用阿司匹林等抗血小板聚集药物治疗和他汀类药物治疗，并且他汀类药物降低低密度脂蛋白胆固醇的幅度与预防用药是不一样的，要求幅度降得更低。

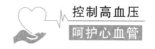

（八）血压突然大幅度升高，仅仅降压就够了吗？

寻找引起血压大幅波动的原因非常重要，它能够让患者在降低血压的同时，及时采取针对病因的治疗措施。

人体其他部位的病变往往会影响自主神经系统的兴奋性，影响血压，同时还能够激活肾素-血管紧张素-醛固酮系统，造成血压升高并且不容易降低，其实这种情况属于一个应激状态，如这时不找到原因，只是加用降压药物，效果不一定好。

如果高血压患者长期血压都稳定，突然间血压波动一定会有原因，要尽力寻找出这种原因，并果断决策处理，尽力控制病因及在医生指导下降低血压。找到病因通常血压就会得到控制，但是也有一些患者血压不容易控制，而血压不容易降低的往往有一定的原因，就看是否能够找到高血压的波动原因。比较常见的病因有肿瘤、熬夜、高度紧张、睡眠很差、突发疾病等，如果找到了病因，要尽力改善，找不到病因，就尽力把血压降到合理的水平。

二、治疗高血压的常用药物

（一）血管紧张素转换酶抑制剂的种类有哪些？如何作用？

抗高血压常用的药物有六大类，分别为血管紧张素转换酶抑制剂、血管紧张素受体拮抗剂、钙离子拮抗剂、利尿剂、β受体阻滞剂和α受体阻滞剂，前四类为全球公认的首选药物，下面为大家介绍血管紧张素转换酶抑制剂。

1. 血管紧张素转换酶抑制剂降压的原理

血管紧张素转换酶抑制剂是通过抑制血管紧张素Ⅰ生成血管紧

张素Ⅱ来降压的。血管紧张素Ⅱ是引起血压升高的罪魁祸首，血管紧张素Ⅱ与血管紧张素Ⅱ受体结合，就会引起血压升高。

2. 血管紧张素转换酶抑制剂

目前市面上所有带有"普利"两个字的药物都是血管紧张素转换酶抑制剂，包括卡托普利、依拉普利、贝那普利、福辛普利、培哚普利、赖诺普利等。

3. 血管紧张素转换酶抑制剂之间的差别

普利类药物由于半衰期的不同，有长效和短效之分。短效的药物为卡托普利，是最早合成上市的普利类药物，其他的普利类药物为长效普利类药物。目前卡托普利多用于急性心肌梗死或心力衰竭患者开始加用普利类药物的时候，由于有这两种疾病的患者，开始加用普利类药物的时候，血压往往比较低，而普利类药物有降压作用，所以常先用一个半衰期短的普利类药物，观察血压的变化，如血压稳定，再转用长效的普利类药物，让使用普利类药物时更加安全。当然，短效的普利类药物卡托普利也可以用来治疗高血压，它的优点是便宜。由于治疗高血压的药物要求长效以便让血压的波动更小、更稳定，建议还是使用长效类药物降血压。

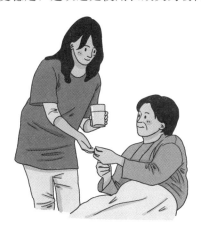

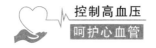

普利类药物还有不同代谢途径的差别，有部分普利类药物具有双通道的途径代谢，也就是它既能够通过肾脏经尿排出，如卡托普利、依那普利和培朵普利等，又能够通过胆汁经肠道途径排出，这种普利类药物有福辛普利和贝那普利等。

4. 优先选择血管紧张素转换酶抑制剂的情况

当高血压患者合并出现急性心肌梗死和急、慢性心功能不全（急、慢性心衰），即使血压不高，只要血压能够耐受，就可以使用普利类药物，因为使用普利类药物对这两类疾病的患者有非常好的疗效，不但能改善患者的症状，还能延长患者的生命。

当高血压合并蛋白尿的时候，血管紧张素转换酶抑制剂与血管紧张素受体拮抗剂可以作为首选药物。

5. 血管紧张素转换酶抑制剂的副作用

血管紧张素转换酶抑制剂最常见的副作用是咳嗽。其咳嗽的特点是喉咙发痒，以晨起为明显，干咳无痰。有部分人会影响生活，需要停止使用血管肾张素转换酶抑制剂，但也有一部分人对日常生活影响不大，可以继续使用血管紧张素转换酶抑制剂，其中又有部分患者，继续使用血管紧张素转换酶抑制剂后咳嗽能减轻。咳嗽形成的机制被认为与影响体内缓激肽的代谢相关。

还有比较少见的副作用是血管神经性水肿，一旦出现需要立即停药。

其他常见副作用与其他的降压药类似，如造成直立性低血压或者头昏，以及消化道的症状，相对其他药物而言比较少见。

6. 使用血管紧张素转换酶抑制剂的注意事项

使用血管紧张素转换酶抑制剂时要注意患者的肾功能，当肾小球滤过率或者肌酐清除率小于 30 ml/min 时，或者血肌酐达到 265 μmol/L 以上时，最好停止使用。要在医生指导下进行，密切观察肾小球滤过率或者肌酐清除率及血肌酐的变化。

准备要小孩的男性，在妻子怀孕前 3 个月内不要使用普利类药物；备孕女性如果已经在用普利类药物，孕前至少半个月及怀孕期间最好不要使用普利类药物。

（二）血管紧张素受体拮抗剂的种类有哪些？如何作用？

沙坦类药物的全称是血管紧张素 Ⅱ 受体 AT_1 抑制剂或紧张素受体拮抗剂。

1. 沙坦类药物的种类

自 20 世纪 90 年代第一个沙坦类药物（氯沙坦）上市以来，陆续上市了缬沙坦、厄贝沙坦、坎地沙坦、替米沙坦、奥美沙坦、阿利沙坦等沙坦类药物。

2. 沙坦类药物的作用机制

沙坦类药物的作用机制是通过竞争性地结合血管紧张素 Ⅱ 受体 AT_1，使血管紧张素 Ⅱ 不能与受体 AT_1 相结合，而血管紧张素 Ⅱ 与受体 AT_1 相结合是血压升高的重要原因之一，所以沙坦类药物能够降低血压。

3. 可以使用沙坦类药物的情况

沙坦类药物在高血压治疗中是一线用药，只要有使用药物治疗的指征，且沙坦类药物不过敏，即使在合并慢性肾功能不全肾功能 CKD3 期以内，也可以考虑使用沙坦类药物；在合并慢性肾功能不全肾功能 CKD4 期以上，如果没有透析，谨慎选择沙坦类药物，如果要使用，应该在医生的指导下进行，透析状态下可以使用沙坦类药物。

4. 沙坦类药物之间的区别

沙坦类药物因为有相似的药效基团，其降压效果类似，但是其中又有一些自由基的差异。如阿利沙坦和氯沙坦，在降血压的

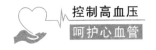
时候还能降低尿酸，其原因是它们能够抑制肾小管上的尿酸转运子，而其他沙坦类药物，降尿酸的作用不明显。而对有晨峰的高血压患者来说，替米沙坦显示出了一定的优势。

5. 沙坦类药物在高血压治疗中的地位

沙坦类药物是治疗高血压的首选药，沙坦类药物自上市以来，由于相对小的副作用，广受患者青睐。其降压效果也得到肯定，疗效不比其他种类的降压药物差。

6. 优先选择沙坦类药物的情况

当高血压患者合并蛋白尿的时候，降压药物应该首先选用沙坦类药物或者普利类药物，这是治疗原则，两者没有先后之分，可以平行选择。

当高血压患者合并有心功能不全的时候，或者没有高血压的心功能不全患者，以及急性心肌梗死合并高血压的患者，只要血压能够耐受，建议先选用普利类药物，如果普利类药物不能耐受或者有禁忌，考虑选择沙坦类药物，目前也有指南推荐可以直接选用沙坦类药物。根据某些临床试验的研究结果显示，对于心衰有效的是氯沙坦、缬沙坦和坎地沙坦。如果需要与血管紧张素转换酶抑制剂同用，有证据的只有坎地沙坦，建议直接选用坎地沙坦。目前最新的指南已经更新为最好首选脑啡肽酶抑制剂与血管紧张素受体拮抗剂的混合物——沙库巴曲缬沙坦钠片。

7. 沙坦类药物的副作用

沙坦类药物的副作用与其他几种降压药相比，算是比较少的，比较少见的是血管神经性水肿，其次是头昏和消化道的症状，其发生的概率比较小，在临床上使用比较安全。

8. 沙坦类药物的合并用药问题

沙坦类药物用来降血压不能与血管紧张素转换酶抑制剂合用，可以与其他种类的降压药联合使用。

（三）钙通道阻滞剂降高血压药（地平类药物）的种类有哪些？如何作用？

地平类药物是药名带有"地平"二字的药物简称，学名叫1，4-二氢吡啶类钙通道阻滞剂，大部分用来降低血压，也有小部分用来扩张脑血管，增加脑血流量。

1. 降血压地平类药物

用来降血压的地平类药物是应用最广泛的降压药之一，主要选择性作用于全身中小动脉血管的 L 型钙通道，降压作用明显，降血压的幅度比较大。它有长效和短效之分，短效药物的代表是硝苯地平或尼群地平。长效药物分两种，一种是由于进行剂型改进，将药物的释放改为缓释制剂释放和控释制剂释放，从而将原本是短效的药物改造成中长效的药物。典型的代表是硝苯地平片，是一短效制剂，经过缓释制剂改造后，变成中效药硝苯地平缓释片，再改造成硝苯地平控释片，使得原本是短效制剂，口服后血浓度很快达到高峰的药物，变成口服后缓慢地释放而吸收入血起效，使用控制技术以后，使硝苯地平以极其精确的浓度释放吸收入血液中，硝苯地平的血浓度很平稳，降压的疗效也就平稳。另一种是在短效药物的基础，改进药物的有效自由基，使药物在体内停留的时间更长，则发生降压效应的时间就更长，用医学的方法来说就是提高药物的半衰期，如通过改进自由基，将硝苯地平改造为尼卡地平，尼卡地平是一个中效的地平类药物，需要早晚口服 1 次，再改造成氨氯地平，每天只要服用 1 次，这种药物还有拉西地平、乐卡地平等。也有人把钙通道阻滞剂出现的先后顺序分为第一代、第二代、第三代，第一代是短效制剂如硝苯地平，第二代是缓释技术和控释技术的发展形成的中长效制剂如非洛地平缓释片、硝苯地平缓释片和硝苯地平控释片，第三代是改成了

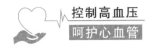
长半衰期的钙通道阻滞剂如氨氯地平。还有一种长效的钙通道阻滞剂，在血中的半衰期并不长，但是，它有脂溶性，能够与细胞膜上面的受体紧密地结合在一起，不容易解离，从而维持比较长的疗效，还可以与细胞膜中的脂蛋白结合在一起，解离后可以重新与脂溶性受体结合而起作用，这种药品有拉西地平和乐卡地平，所以同样能够起到长效降血压的作用。

地平类药物还可以用来扩张冠状动脉、缓解心绞痛，这是由于冠状动脉也有钙通道阻滞剂的作用位点，但因为钙通道阻滞剂能加快心率，使用时要注意。

目前对于钙通道阻滞剂的选择倾向于选择长效的钙通道阻滞剂。

2. 扩张脑血管地平类药物

地平类药物选择性地作用于脑血管平滑肌。用来扩张脑血管、增加脑血流量的主要是尼莫地平，可用来预防和治疗脑血管的痉挛，保护神经系统免受损伤，大剂量的时候或者静脉使用的时候，也有降压的作用，但一般不用它来口服降压。剂型也有尼莫地平片和尼莫地平缓释片之分，尼莫地平缓释片提高了尼莫地平在体内停留的时间，也使药物在体内的浓度比较均匀，达到了让药物缓慢吸收的目的，使药物的疗效更平稳。

地平类药物有降压作用和扩张脑血管作用，在临床使用中，给高血压患者和脑血管疾病患者带来极大的益处，但使用时也出现了一定的副作用，值得一提的是，不是所有的人口服钙通道阻滞剂都会引起副作用，并且大部分副作用是可控的，不会对人体造成不可逆的伤害。按照医生的医嘱定时复查，能尽量避免副作用的发生，对已产生的副作用，医生也会做必要的处理，担心药物的副作用而不吃药是不明智的。

（四）β受体阻滞剂（美托洛尔和比索洛尔）适合哪些人？

β受体阻滞剂主要用来治疗高血压、冠心病和心力衰竭，下面主要介绍用β受体阻滞剂来治疗高血压。目前常用于治疗高血压的β受体阻滞剂有美托洛尔、比索洛尔和阿替洛尔。

长期以来，β受体阻滞剂都是治疗高血压的药物，尤其是对伴有高动力型的高血压患者，心跳频率比较快，特别适合使用β受体阻滞剂治疗，一般用药剂量相对较大，否则降压的幅度有限。这一类患者使用β受体阻滞剂后，在血压下降的同时，心慌也会明显改善。

美托洛尔用来降血压的使用剂量，一般在 50～200 mg/d。由于它是脂溶性药物，经过肝脏代谢，所以肝功能不全患者要注意，又因为它能透过血脑屏障，有的人会有头昏或者头部其他不适的感觉。

比索洛尔用于治疗高血压的剂量为 5～10 mg/d，一般经过肾脏和肝脏代谢。

阿替洛尔用于治疗高血压的剂量在 50～200 mg/d，由于阿替洛尔是水溶性物质，最终经过肾脏代谢，所以肾功能不全者要注意，应该减量甚至停用。

以上β受体阻滞剂虽然是选择性地作用于 β_1 受体，但也要注意观察对支气管 β_2 受体的阻滞作用，特别是剂量较大的时候，严重的支气管哮喘患者要禁止使用，如果有慢性肺病的患者，可以从小剂量开始逐渐加量使用，观察是否诱发哮喘或者有喘气加重现象。

β受体阻滞剂有负性肌力（降低心肌收缩力）和负性频率（减慢心率）作用。在使用β受体阻滞剂的时候，要注意这两个方面：① 与有负性肌力的其他药物合用，如与苯噻氮䓬类钙拮抗剂地尔

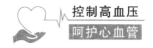
硫䓫（合心爽）或苯烷胺类钙离子拮抗剂维拉帕米（异搏定）合用，要注意观察心脏功能。②与有负性频率的其他药物如洋地黄类药物地高辛合用，要注意观察心率耐受情况，避免出现心动过缓和传导阻滞。

β受体阻滞剂是抗交感神经药，长期使用时一般不要突然停药，如果要停药，应该逐渐减量，直至停药，否则容易引起病情反跳，甚至发生急性的心血管疾病。

对于急性主动脉夹层的患者，由于这类患者交感神经高度兴奋，所以β受体阻滞剂在这一类患者的用量是比较大的，往往达最大剂量，要仔细观察。

β受体阻滞剂已经在临床上得到广泛应用，对于高血压患者，最主要的是要遵循医嘱，如果血压波动，应在医生的指导下改变药物剂量，不要擅自增减或突然停药，以免诱发心血管急性事件。本类药是处方药，请在医生指导下购买使用。

（五）氢氯噻嗪的副作用是什么？

氢氯噻嗪（DHCT）是临床上最常用的口服利尿剂和降压药之一，临床上也常用来消肿，或者防止水肿的发生，具有很好的效果。

1. 氢氯噻嗪能消肿的原因

在心血管疾病专科门诊，见得最多的水肿就是双下肢水肿。虽然下肢水肿的原因有多种，但最常见的是药物（地平类药物）引起的水肿和心衰引起的水肿，这两种情况往往用到利尿剂，而氢氯噻嗪是一个常用的药物之一。其他原因引起的浆膜腔积液和水肿，也一样可以使用氢氯噻嗪治疗，但氢氯噻嗪只有口服片剂，没有静脉注射剂型，且它的副作用随着剂量的增加而增加，其利尿效果受到一定的限制，特别是有大量的浆膜腔积液的时候，其疗效往往不能满足要求，要选用其他的更快速、更强的利尿剂来减少浆膜腔积液。

氢氯噻嗪利尿消肿的原理是它能够增加尿钾、尿钠的排出，其根本原因是抑制了肾脏的碳酸酐酶的活性和磷酸二酯酶的活性，从而抑制了钠、钾离子在肾小管中的重吸收。

2. 氢氯噻嗪的降压作用

在 20 世纪 80 年代，利尿剂在高血压治疗中是首选药物，而氢氯噻嗪就是首选的利尿剂之一。

氢氯噻嗪降压作用的根本原理是它能够降低高血压患者的水和钠潴留（医学上称为降低容量负荷）。由于亚洲人所患高血压大多是盐敏感性高血压，所以使用利尿剂降压，大部分人效果比较好，其中最常用的利尿剂是噻嗪类利尿剂，最典型的代表就是氢氯噻嗪。

使用氢氯噻嗪降压时，大部分患者采用小剂量，每天不超过一片（25 mg），甚至每天半片（12.5 mg），其原因是，继续增加噻嗪类药物的剂量，降血压幅度的增加有限，但是副作用却增加得比较多且重，所以现在基本上采取小剂量噻嗪类利尿剂来降低血压。

在具体的临床应用中，小剂量噻嗪类利尿剂包括氢氯噻嗪片，往往与其他的药物合用。例如，往往与血管紧张素转换酶抑制剂或血管紧张素受体拮抗剂合用，两者合用的临床效果相得益彰，它们能够相互加强各自的降压效果。所以现在临床上看到了很多种类的单片复方制剂，也就是血管紧张素转换酶抑制剂与氢氯噻嗪半片剂量做成的片剂（如贝那普利氢氯噻嗪片），或者血管紧张素受体拮抗剂与氢氯噻嗪半片剂量做成的片剂（如缬沙坦氢氯噻嗪片）。

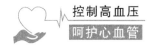

3. 氢氯噻嗪的副作用

氢氯噻嗪有排钾作用，它单独使用的时候，有可能会引起低血钾，长期每天服用氢氯噻嗪在 25 mg（一片）以上，要注意血钾降低，需要补充钾剂或者与保钾利尿剂合用，这也就是临床使用氢氯噻嗪往往与螺内酯合用的原因，既能够加强利尿消肿效果，又能够减少引起钾紊乱的副作用。

如果每天仅仅使用 12.5 mg（半片）的氢氯噻嗪，可以不需要补钾，一般不会造成体内电解质的紊乱，特别是氢氯噻嗪与血管紧张素转换酶抑制剂或血管紧张素受体拮抗剂合用的时候，氢氯噻嗪有轻度排钾作用，而血管紧张素转换酶抑制剂或者血管紧张素受体拮抗剂有轻度的保钾作用，二者在对钾干扰的副作用方面可相互抵消，这种情况下不需要补钾，但在使用的过程中，最好还是常规监测血钾。

大剂量的氢氯噻嗪可能会干扰血糖、血脂和血尿酸的代谢，所以在使用的时候要特别监测这些指标。

如果监测到噻嗪类利尿剂对血糖、血脂和电解质有影响，需要做出相应的处理，但一般小剂量的噻嗪类药物对血糖和血脂的影响很小，在临床上监测血糖和血脂指标基本上很难见到有值得重视的影响。对于电解质影响而言，噻嗪类利尿剂对血钾影响明显，所以服用这类药物要定时监测血钾。

对于尿酸的影响就不一样，如果在选择药物以前，血尿酸已经增高，即使选择小剂量的噻嗪类药物治疗也需要考虑到对尿酸代谢的干扰。从笔者的临床经验看，血尿酸已经升高的患者，选择小剂量的噻嗪类药物对血尿酸的干扰作用也不小，很多患者能见到血尿酸有明显的升高，加上临床上现在有一部分单片复方制剂里面，就像上面举例的沙坦类药物或普利类药物与小剂量的噻嗪类药物做成了单片复方制剂，有时候从商品名上是看不出有利尿剂的，值得关注。

4. 使用噻嗪类药物血尿酸升高的处理

在选择使用噻嗪类药物之前就已经发现了血尿酸升高，需要慎重选择对尿酸代谢有影响的药物。尽量地不选择这类药物，如果要选择同步处理高尿酸血症，使用降低尿酸的药物，如促进尿酸排泄的药物和抑制尿酸生成的药物都行。值得一提的是，有些抗高血压的药物，对尿酸也可以有一定的降低作用，如沙坦类药物中的阿利沙坦和氯沙坦，在降低血压的同时就对尿酸有一定幅度的降低作用，可作为高血压合并高尿酸血症患者首选。

对使用噻嗪类药物之前尿酸不高，使用噻嗪类药物后尿酸升高的患者也要做出相应的处理，处理方法与上面叙述的大致相同，严重的需要停药。

（六）α受体阻滞剂的种类有哪些？如何作用？

高血压的治疗药物分六大类，除α受体阻滞剂为二线药之外，其他类型的降高血压药都是一线药，这就意味着高血压患者如果需要药物治疗，要先选其他5类药物，当其他5类药物不能满足血压下降幅度的时候，才考虑选用α受体阻滞剂。

1. α受体阻滞剂成为高血压治疗的次选药物的原因

α受体阻滞剂上市后进行了大量的临床研究，结果是跟其他的5类降压药相比，α受体阻滞剂血压降低后得到的好处比其他5类药要少，正因为有这样的证据，α受体阻滞剂才被归类为二线药物，但这不意味着次选药物就不能够选，α受体阻滞剂在临床上的使用还是比较广泛的。

2. α受体阻滞剂的种类

目前在临床上使用的α受体阻滞剂，口服制剂有哌唑嗪、特拉唑嗪、乌拉地尔等。还有些是同时具备阻滞α和β受体的药物，如

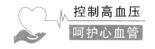
柳氨苄心定（拉贝洛尔）、阿尔玛尔等。静脉用药目前常用的是酚妥拉明和乌拉地尔。

3. α 受体阻滞剂的作用机制

α 受体分为 α$_1$ 受体和 α$_2$ 受体，α$_1$ 受体主要分布在周围血管上面，所以阻断 α$_1$ 受体能降低血压；α$_2$ 受体主要分布在前列腺上面，所以阻断 α$_2$ 可以治疗前列腺肥大。常用的降血压药 α 受体阻滞剂指的是 α$_1$ 受体阻滞剂，但是 α$_1$ 受体阻滞剂也可能存在着一定程度选择性阻断 α$_2$ 受体的功能，所以如果有高血压合并前列腺肥大的患者，选择使用 α$_1$ 受体阻滞剂具有"一箭双雕"的作用，是比较合适的选择之一。

4. α 受体阻滞剂的缺点

目前 α 受体阻滞剂没有长效制剂，都是中短效的，所以一天服用一次不够，哌唑嗪一天要服用 3～4 次，特拉唑嗪和乌拉地尔一天要服用 2 次。还有一个明显的缺点是，它容易造成直立性低血压，所以在服用 α 受体阻滞剂的时候，需要注意直立性低血压等副作用，在体位改变的时候，动作要慢一点。

5. 使用 α 受体阻滞剂的情况

首选降压药物使用后血压不达标的患者，可以考虑使用 α 受体阻滞剂；一些非勺型和反勺型的高血压患者，可以考虑夜间使用 α 受体阻滞剂。目前临床上 α 受体阻滞剂主要使用在难治性高血压的患者，特别是肾功能有损害的患者中，这一类患者的血压比较难降。特别提出的是，对妊娠性高血压患者，国内外的指南都明确指出首选甲基多巴，很可惜目前市面上基本看不到这种药；还有一个药叫柳氨苄心定，又叫拉贝洛尔，也含有对 α 受体的阻滞作用，同样是妊娠性高血压患者的首选药物之一；还有一个同时阻滞 α 受体和 β 受体的药物叫阿罗洛尔，它除了能降低血压外，还对原发性震颤有治疗作用，所以原发性震颤的患者如合并高血压，

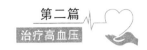

那么它是最合适的药物之选。

（七）为什么单片复方制剂是高血压用药的新趋势？

高血压的治疗包括非药物治疗和药物治疗，在药物治疗方面，由于更新了对高血压治疗的一些认识，单片复方制剂逐渐兴起，那么单片复方制剂在高血压治疗领域中的应用有什么优点呢？

1. 单片复方制剂

单片复方制剂是相对药物自由联合而出现的，药物的自由联合是指的两种不同的药物同时合在一起联合使用。如高血压一个药物降不下来，可能需要加用另外一个药物，加上了另外一个药物之后，两个药物一起使用就称作药物自由联合；如果将这两个联用在一起的药物，经过加工做成一片药物，那么这种一片药中含有两种药物成分的药片就叫作单片复方制剂。

2. 治疗高血压的单片复方制剂的成分？

单片复方制剂的成分可以是两种、三种或四种，它所包含的成分也不一定都起降压作用，由于高血压目前认为是一个综合征的概念，所以在治疗高血压的时候，不一定所有的药物都用来降压，可以是用来降低胆固醇或者抗血小板聚集，目的是减少动脉粥样硬化等心血管疾病和心血管急性事件的发生。

目前在市面上的单片复方制剂，主要组成方式有两种，一种是两个不同类型的降压药联合在一起做成单片复方制剂，另一种是降压药和降脂药联合在一起做成单片复方制剂。

1）两种降低高血压的药物联合在一起做成的单片复方制剂。

这种形式目前最为多见，有血管紧张素转换酶抑制剂与利尿剂的组合（如复方贝那普利氢氯噻嗪片、复方依那普利氢氯噻嗪片、复方培哚普利吲达帕胺片等）、血管紧张素受体拮抗剂与利尿剂的组合（如复方氯沙坦氢氯噻嗪片、复方缬沙坦氢氯噻嗪片和

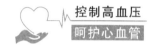

复方厄贝沙坦氢氯噻嗪片等）、血管紧张素转换酶抑制剂或血管紧张素受体拮抗剂与钙拮抗剂的组合（如复方培哚普利氨氯地平片和复方缬沙坦氨氯地平片）等。

在我国曾经出现过多种药物联合在一起的单片复方制剂，并且这种药物目前市面上仍然有售，如复方降压片（复方利血平片）、复方罗布麻片和改进的复方利血平氨苯蝶啶片，它由两种以上的有降压成分的短效药物组合在一起，甚至含有镇静的成分，它出现于 20 世纪七八十年代，随着高血压药物的进一步发展及治疗理念的改变，药物由短效药转为长效药，并且除了注重降压之外，还应注重对靶器官的保护及对其他危险因素的控制，因此这种早期的短效复方制剂逐渐被淘汰。

2）一种降血压药物与一种降血脂药物联合在一起做成的单片复方制剂。

这种组合的单片复方制剂目前比较少，目前有复方氨氯地平阿托伐他汀片。这种组合主要用于高血压合并高脂血症的患者，或者高血压合并有多个危险因素需要用他汀类药物治疗的患者。

3. 单片复方制剂的优点

从药物的效果来说，只要药物的剂量相同，单片复方制剂和两种药自由联合应该是疗效一样的，如复方氯沙坦氢氯噻嗪片含 50 mg 氯沙坦和 12.5 mg 氢氯噻嗪，与用 50 mg 的氯沙坦加上 12.5 mg 氢氯噻嗪疗效应该是一样的，条件是要同时吃进去。但是根据临床研究发现，单片复方制剂比自由联合的疗效要更好，其原因是单片复方制剂的依从性更好，也就是更不会忘记吃药，而自由联合忘记吃药的概率更大，特别是年纪大者或者是工作繁忙的人；还有一个原因是单片复方制剂给人的心理压力要小，而自由联合由于药的片数多，给高血压患者的心理压力更大，总认为自己吃的药多，这两点是单片复方制剂相对于药物自由联合的明

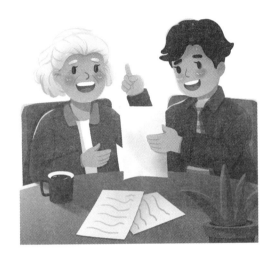

显优点。由于单片复方制剂降压的效果比自由联合要好，所以全世界的各大指南基本上一致推荐对 2 级以上的高血压患者使用单片复方制剂。以上观点并不意味着两个药物的自由联合就没有效果，只是疗效在实际应用中不及单片复方制剂。

4. 单片复方制剂的药量调整

单片复方制剂的药量首次一步到位的可能性比较小，所以单片复方制剂仍然有调整用药的空间，有的可以减半使用，或者加用其他的药物，部分单片复方制剂还可以服用两片，它取决于单片复方制剂组成成分的药物剂量，所以两种自由联合的药物剂量调整到位再换用单片复方制剂也是合适的，其目的是增加依从性，尽量消除因为漏服而影响药物治疗效果的可能性，提高药物的治疗效果，以最小的药量达成最大的降压幅度。

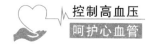
三、高血压的药物治疗相关知识

（一）高血压药物治疗的依从性是什么？

高血压是一种慢性疾病，绝大部分患者需要长期地进行非药物治疗和药物治疗，但在治疗的过程中，特别是在药物治疗的过程中，患者往往有意或者无意地不遵循医嘱，不遵循服药时间，或者漏服、加服药物，甚至停服药物，这些都是药物治疗依从性变差的表现。

1. 高血压药物治疗的依从性

药物治疗的依从性是指患者用药与医嘱的一致性，而从药物治疗的角度，药物治疗的依从性是指患者对药物治疗方案的执行程度。就高血压患者服药的依从性来说，它指的是医生开出高血压患者服药的医嘱后，患者服用药物是否得到了执行。如果医嘱能够得到不折不扣地执行，就称作依从性好，但在临床上时常看到患者自作主张更改医生的医嘱，而一旦医嘱发生改变，治疗的疗效也可能就发生了变化，这就叫依从性变差。

2. 依从性变差的原因

什么原因会导致高血压患者服药的依从性变差呢？

1）药物起效不快。

目前高血压患者的起始治疗大部分选的都是长效药物，而长效药物的起效时间相对比较长，通过1周治疗才到总疗效的50％，服用2周到总有效量的75％，要4周才基本上达到疗效的100％，有的患者不了解这个情况，医生可能也没有说得很清楚，就可能会引发擅自更改医嘱的现象，特别是在服药治疗的早期，如药物的疗效没有达到患者的预期，有的患者比较心急，第一天把药服下去之后，就指望血压正常了，如果不正常，可能就怀疑药物的效果，或者是服药几天后，血压还没有达到患者的期望，患者就可能自行地加量或者停药。也可能是药物疗效相对差一点，没有在患者所要的时间内达到预期效果，导致患者对医嘱不信任。

2）服用药物后患者产生不适感。

这种现象在临床上也很多见，它有可能是药物的副作用，也有可能不是，而是碰巧出现了这种不舒服的感觉，如小部分高血压患者服用钙通道阻滞剂后，出现了双下肢水肿的情况，有的人出现脸红和头痛的情况，这种不适感，很容易让患者对药物产生不信任感，担心药物的副作用会损害自己，从而停掉使用的药物。但也有一些不舒服，不是药物引起的，如服用钙通道阻滞剂后出现了咳嗽，患者自行认为这是药物引起的副作用，其实钙通道阻滞剂所引起的咳嗽副作用与安慰剂引起的咳嗽副作用相类似，也就是说，基本上可以认定钙通道阻滞剂没有这种引起咳嗽的副作用，但是换药时正好感冒了，出现了这个症状，这个也是不遵循医嘱的重要原因之一。

有的药物可能有刺激性或者会散发气味，在闻到气味或者吃的时候感到不适，这也是患者不遵循医嘱的重要原因。

3）担心药物的副作用而有意不依从医嘱。

这种情况多见于年轻人，并且是初发高血压的患者为多，因为患者担心要长期吃药，会损肝伤肾，或者担心其他的副作用，就不愿意吃药。特别是现在药物的说明书写得比较详细，甚至是罕见药物的副作用都需要写明，有的患者在服药前看了这个说明书之后，部分会产生心理阴影而不敢服药。

4）由于健忘没有遵循医嘱。

这种现象以年纪大的患者为多，到该吃药的时候忘记了，之后又认为自己吃过了，特别是有轻度阿尔茨海默病的患者，在药

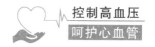
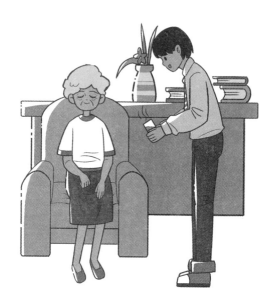

物的服用方面，是没有办法完全地遵循医嘱的。笔者看过极端的现象是一位老年患者，在服药的时候连同药物外面的金属衣被都一起服进去，这样服进去的药物根本没有办法在胃里面被消化或在肠道里面被吸收。

3. 依从性与治疗效果的关系

药物治疗的依从性提示药物是否服用进去及是否定时定量服用药物，故依从性与治疗效果是密切相关的，高血压患者服药的依从性变差，疗效一定会变差，升高的血压降下来的概率就比较小，血压波动的可能性也比较大。

及时调整治疗药物是增加药物治疗依从性的重要手段，同时也是保证疗效的根本前提。

4. 提高高血压患者药物治疗的依从性的方法

为了提高高血压患者的药物治疗依从性，医患双方（包括医生、药剂师和护士、患者及家属）需要密切地配合。首先，减少服药的次数、安排方便的时间是增加依从性的重要方法，目前减少服药片数的方法有采用单片复方制剂的方法，也就是将两种或两种以上的药物混合在一片药物中，让患者更简单方便地服用。减少服药次数则可尽量选择疗效维持时间长的长效药物，再就是尽量选择副作用小的药物，很多药物都有预期的副作用，如果发生症状比较重的时候尽量要考虑到副作用可能性。考虑到有些副作用可能会发生，提前告知患者可能会提高患者的依从性，如首次开出普利类药物的医生，叮嘱患者有咳嗽的时候，不要到处求医看咳嗽，下次来就诊告诉医生就可以，这样患者服用普利类药物时即使发生咳嗽，也不会惊慌失措，而会按照医嘱继续服药，并且就医时会作为一个重点告诉医生，这会让患者对可能的不舒服心中有底，消除他心里的恐慌。

还有一个增加服药依从性的方法就是提前做好标记，最好是使用药盒将一天要服的药物摆好，如果到吃药的时间，盒子里面的药物已经空了，就说明已经服用。设定服药闹钟是提醒服药的一个很好的方法，值得使用，年轻人和上班族尽量在起床刷牙后服用药物或者睡前服用药物。

（二）高血压没有降到目标值，调整药物的方法有几种？

1. 调整降压药物的方法

高血压的药物调整方法有 3 种，一种是将一种药物增加到最大的剂量，如果到了最大量还没有达标，再增加另外一种药物。另一种是两种或者两种以上药物小剂量联合使用，也就是不要开始将其中各种药物用到最大量，两种或者多种药物用的都不是最大剂量。还有一种就是单片复方制剂，就是将两种或者多种药物联合起来做成一片药物，从而达到将血压降低到目标血压的目的。

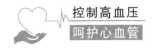

2. 3 种调整降压药方法的优缺点

目前有指南指出，单片复方制剂能够显著增加依从性，可以将单片复方制剂作为几种调整药物方法的首选，但是 2016 年美国 JNC8 高血压防治指南将 3 种方法平行推荐。不管哪种方法，都是为了将血压降至目标范围。

1）一种药物增加到最大剂量仍不达标，再增加另一种药物。

患者开始用药的时候用的是一种药物，但是这种药物一般开始不会用到最大剂量，如使用氨氯地平 5 mg/d，观察了 4 周以后，如果血压没有降下来，将原来药物的剂量增加到最大剂量，由于氨氯地平的最大剂量是 10 mg/d，所以可以将氨氯地平增加到 10 mg/d，看看能不能降低到目标血压，观察时间一般是添加剂量后 4 周，如果在最大剂量下血压还没有达标，可以再用另外一种药物，观察达标的情况。其优点是药物的种类少，比较方便，一次性服用一种药物，不需要购买另外一种药物；缺点是出现副作用的可能性更大，因为很多药物都是剂量越大，副作用发生的可能性越大，或者是副作用发生得越严重。

2）两种或两种以上药物小剂量联合使用。

同样以氨氯地平举例，使用氨氯地平 5 mg/d 观察 4 周以后，如果血压没有达标，这时候不增加氨氯地平的量，而是增加另外一种药物，如增加缬沙坦 80 mg/d，原来的氨氯地平 5 mg/d 继续，继续观察 4 周，看看是不是将血压降到了目标位，如果没有达到目标位，还可以加另外一种药物。这种方法的优点是出现药物副作用的可能性比较小，两种药物还可能有协同作用，能够进一步减少用药量；但其缺点是需要购买两种或两种以上药物，并且药物的片数比较多，容易搞混淆。

3）一种药物不达标，改为单片复方制剂。

如果使用一种药物不达标，除以上的两种方法外，还可以直接改为单片复方制。还是以氨氯地平举例，如果患者使用氨氯地平 5 mg/d 4 周之后，血压没有达标，可以改为缬沙坦氨氯地平的单片复方制剂，其组合是缬沙坦 80 mg 加氯氨氯地平 5 mg，两种药就做成了一片药，吃的是一片药，里面含的成分是两种，每天 1 次，再观察 4 周看看血压是否达标，如果不达标，可以加其他的药物调整。

单片复方制剂的优点是简单，不容易搞错，依从性高；其缺点是如果需要增加或减少，把握的难度会大一点。

（三）如何预防和处理服用地平类药物导致的双下肢水肿？

某患者因双下肢水肿来门诊就诊，经过检查排除疾病原因所致水肿，因患高血压正在服硝苯地平缓释片，确定水肿原因是服用硝苯地平缓释片导致的副作用。

1. 硝苯地平缓释片引起水肿的原因

地平类药物虽然能同时扩张周围微小血管动脉和静脉，但主要扩张微小动脉血管，也就是扩张微小动脉血管的作用比微小静脉强很多，换句话说也就是对微小静脉的扩张更弱，这样微小动脉和微小静脉阻力的减轻不相称，造成微小静脉的液体潴留更多，静水压力升高，液体进入组织间隙造成液体在组织间隙内储留，液体容易进入身体位置低部位如双脚，经过一天的活动，身体白天主要是直立或坐位，双下肢都在身体下部，所以双下肢会水肿。水肿的部位主要集中在足踝部或者胫前区。

2. 地平类药物的水肿副作用和剂量的关系

地平类药物剂量越大，水肿发生的可能性越大；高剂量地平类药物比低剂量发生水肿要严重。

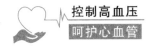
3. 地平类药物引起的水肿副作用与药物剂型的关系

越是短效的地平类药物，由于口服后吸收入血的药物峰值高，较长效地平类药物产生双下肢水肿的可能性越大，发生双下肢水肿的程度也越严重。

4. 地平类药物发生水肿后的处理

地平类药物使用后下肢水肿的发生率比较高，可以达到 4%～5%，女性多于男性，用利尿剂可以减轻或者消除，所以轻度水肿可以试着合用利尿剂来对抗，但不能根除，停用利尿剂复发水肿，严重水肿者往往需要停用地平类药物，改用其他类型的降压药。地平类药物产生的水肿是可逆转的，不会对人体造成长期危害。

如果有高血压患者正在服用地平类药物，请注意早晚看看双脚是否有水肿，即使发生水肿亦不要自己停用药物，看医生是最好的选择。

（四）颜面潮红与搏动性头痛是地平类高血压药的常见副作用吗？

地平类药物常见的副作用除下肢水肿外，还常发生颜面潮红或者搏动性头痛，患者往往面部发热发红，或者头部血管像心脏搏动样一跳一跳地疼，往往呈阵发性发作。有部分患者感觉明显尿量增多，呈多尿现象。

为什么会引起颜面潮红或搏动性头痛呢？产生颜面潮红的原因是钙通道阻滞剂主要作用于周围动脉的中小微动脉及毛细血管，颜面部的毛细血管丰富，用药后毛细血管的扩张可引起充血，特别是当血中药物浓度达到比较高的时候，容易产生颜面潮红、有血液往上涌的感觉。产生搏动性头痛的原因，是因为地平类药物对头部血管的平滑肌有比较高的选择性作用或者说有更高的亲和力，对头部脑血管的扩张作用明显；由于地平类药物对肾动脉有

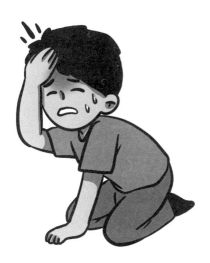

扩张作用，从微观上看，肾脏内有大量的肾小球，对于肾小球的入球小动脉和出球小动脉来说，地平类药物扩张入球小动脉的作用较强，而扩张出球小动脉的作用相对较弱，使得肾血流量和肾小球滤过率都明显地增加，尿液生成增多。

长效地平类药物与短效地平类药物相比，发生搏动性头痛和颜面潮红的可能性更小，这是由于长效地平类药物在血中的浓度相对稳定，而短效地平类药物在血中的浓度起伏比较大，短效地平类药物口服后在血中高峰浓度比口服长效地平类药物的血液高峰浓度高很多，这样就容易产生颜面潮红和搏动性头痛的副作用。

服用地平类药物如发生颜面潮红、搏动性头痛或者尿量增多的现象，随着药物的继续使用，这些症状有可能减轻或者消失。如果以上症状比较明显，严重影响患者的生活，或者不能耐受，要停止使用地平类药物，换用其他种类的降压药。

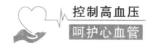

（五）肌酐升高是肾脏损伤的重要指标，如何选择药物？

高血压患者，容易出现靶器官的损伤，高血压的靶器官包括心、脑、肾和全身动脉等，一旦发生高血压，不管是原发性高血压，还是继发性高血压，都需要控制血压，否则容易造成靶器官的损伤。下面一起了解高血压引起肾脏损伤的一个重要指标——血肌酐升高。

1. 高血压引起肾脏损伤

高血压引起的肾脏损伤，指的是高血压引起的肾小动脉和肾实质的损害，最早出现的是微量蛋白尿，继而发展到蛋白尿阶段，出现了肾小球功能损害，部分患者伴有血肌酐的升高，绝大部分血肌酐升高的患者，其肌酐升高的幅度值变化也是很缓慢的。其实，血肌酐的升高对应肾小球滤过率的降低，一般来说，肌酐值升高越明显，肾小球的滤过率也越低，但这绝对不是所有人都呈正比例关系，与患者的年龄密切相关。笔者在临床上见过，有些年纪长者，肾小球滤过率已经很低，甚至达到了 CKD 4 级（肾小球滤过率在 16～30 ml/min），但是血肌酐的升高并不是非常严重，所以使用肌酐值评估肾功能，还需要结合其他的指标，如尿素氮、肌酐清除率或肾小球滤过率，才能比较准确地评价肾损伤的严重程度。

血肌酐还受一些食物干扰，如进食肉类食物，血肌酐会随之升高，所以发现血肌酐升高要复查，并要综合判断。

2. 高血压导致肾损伤与肾脏损伤升高血压互为因果关系

高血压导致肾脏的损伤，会反过来升高血压，这是个恶性循环，所以一旦出现高血压肾损伤，需要高度重视血压的下降，要努力使血压达标，目前的标准是降到 130/80 mmHg 以下，同时要注意对肾脏的保护。

3. 防止高血压引起肾损伤的方法

（1）降低血压且尽量用长效药物：治疗高血压的药物，尽量选用长效药，避免使用短效药物引起血压波动，对肾脏造成影响，这也是保护肾脏功能的重要举措。

（2）重视蛋白尿的预防：及早发现微量蛋白尿，这标志着肾脏已经开始受到损伤，在早期微量蛋白尿期，这种损伤是可逆转的，需要及时使用血管紧张素转换酶抑制剂或者血管紧张素受体拮抗剂，以最大限度保护肾脏。

（3）重视对肾脏的保护：一定要重视对肾脏的保护，不随便服用药物。

（4）及时治疗已发现的泌尿系统疾病：对于已经发现的泌尿系统疾病要及时治疗，如泌尿系统感染、慢性肾炎、泌尿系统结石、肾积水和高尿酸血症等，一旦发现及时处理，以免进一步加重肾脏的损伤。

（5）及时透析：达到透析标准，要及时透析，以减轻损伤。

大部分高血压导致的肌酐升高，开始的时候都比较轻，一旦肌酐达到透析标准，也就是进入终末期肾病（ESRD）阶段，一定要用人工肾（包括腹膜透析和血液透析）将体内的代谢产物及时排出去，把升高的血肌酐降下来，以减轻损伤，如有可能尽早行肾脏移植。

4. 高血压肾损伤患者的药物选择

高血压引起肌酐升高的病程比较缓慢，虽然需要重视，但是不要过度担忧，标准值的改变是提醒肾损伤的患者，及早发现肾脏功能损伤，并采取措施保护肾脏，单纯的一个指标如血肌酐值不能准确地反映肾功能情况，需结合其他指标。

如果确认高血压导致了肾功能损伤，应及时选用普利类药物

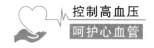

或沙坦类药物（二选一），且须用足量，还可以选用沙库巴曲缬沙坦钠片但当肌酐上升到 266 μmol/L，或肌酐清除率或肾小球滤过率小于 30 ml/min 的时候，就要慎重考虑使用这几类药物，可首先考虑使用钙通道阻滞剂和非水溶性 β 受体阻滞剂，在医生指导下决定是否停用普利类药物或沙坦类药物，目前也有观点主张继续使用普利类药物或沙坦类药物，但是在使用的过程中，如果出现了肌酐急剧升高的现象要停用，已经在透析的患者主张继续使用。

（六）沙坦类药物和普利类药物与肾功能的关系如何？

沙坦类药物和普利类药物都是治疗高血压的一线药物，也是心衰、心肌梗死与动脉粥样硬化的治疗药物，但应用时要针对不同情况具体使用。

1. 肾功能正常，沙坦类药物或普利类药物都可使用

这种情况在临床上最常见，高血压患者或者心肌梗死、心衰、动脉粥样硬化患者，没有合并肾脏功能的损伤患者没有禁忌证，不用考虑它会伤害肾脏。

值得一提的是，这里说的肾功能指的是肾脏的功能，与中医所说的肾功能意义完全不同。

2. 肾功能正常合并蛋白尿，沙坦类药物或普利类药物作为首选药物使用

当高血压或者其他需要使用沙坦类药物或普利类药物的疾病如心肌梗死、心衰和动脉粥样硬化。合并存在蛋白尿的时候，可首先选择使用沙坦类药物或普利类药物，这个时候沙坦类药物或普利类药物对肾功能是有保护作用的，但两者只选一个。

3. 肾功能不正常的患者，需要具体问题具体分析

（1）合并肾功能不全（肾衰），肾功能在 CKD3 期以内者：只要在 CKD3 期以内者，包括肾小球滤过率大于 30 ml/min，或肌酐清除率大于 30 ml/min，或肌酐小于 265 μmol/L，都可以使用沙坦类药物和普利类药物，不用担心加重肾功能的损伤，但是要定时监测肾功能，当肾功能超过 CKD3 期的时候，医生会予以相应的处理。

（2）合并肾功能不全（肾衰），肾功能在 CKD4 期或 CKD5 期者：如果高血压、心衰、心肌梗死或者动脉粥样硬化患者合并有肾功能损伤，且肾功能在 CKD4 期或 CKD5 期（尿毒症期），即肾小球滤过率小于 30 ml/min，或者肌酐清除率小于 30 ml/min，或肌酐在 265 μmol/L 以上，只要没有透析，一般要停止使用沙坦类药物或普利类药物，但在医生的监测下不停也是可以的。

如果医生认为在 CKD4 期或未透析的 CKD5 期有强烈指征使用沙坦类药物和普利类药物，需要在医生的指导下谨慎使用，并且密切观察肾功能的情况，如果肾功能在短时间内变差并且超过一定的幅度，就需要停药，这个由医生掌握病情，千万不要自己在没有医生的指导下自行使用沙坦类药物或普利类药物治疗，短时间内肾功能下降达到 35% 是要停药的。

（3）合并肾功能不全（肾衰），肾功能 CKD5 期并定期透析者：虽然已经进入到肾功能不全 CKD5 期并在进行定期透析患者，只要有指征需要使用沙坦类药物和普利类药物，是可以使用的，并且仍然对残余的肾脏功能具有保护作用。

（4）已经行肾移植者：由于患者已经进行了肾移植，一般肾脏功能都有大幅改善，肌酐正常或接近正常，这个时候可以用沙坦类药物或普利类药物，对移植的肾脏功能具有保护作用。

4. 沙坦类药物和普利类药物的首选问题

（1）高血压合并蛋白尿：如果高血压合并蛋白尿，相对其他的高血压药物来说，需要首选沙坦类药物或普利类药物，二者平行选择一个，因为它们既能降压，又能减少蛋白尿。

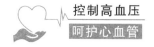
（2）发生心力衰竭（心衰）和心肌梗死（心梗）：这种情况建议首先使用普利类药物，当普利类药物不能耐受或者出现副作用时，考虑改用沙坦类药物，当然也可以考虑首先使用沙坦类药物。

5. 沙坦类药物和普利类药物的联合应用问题

沙坦类药物和普利类药物基本上不主张联合使用，但是下面情况除外：当心力衰竭（心衰）的时候，需要使用醛固酮拮抗剂，但是由于具体病情或者副作用的原因，醛固酮拮抗剂不能使用，这个时候可以考虑普利类药物加沙坦类药物，普利类药物可以是所有普利类药物，但沙坦类药物建议选用坎地沙坦脂片，因为目前只有坎地沙坦与普利类药物联合使用时有证据显示对心衰患者有益，其他的沙坦类药物这种作用不确定。

对于合并蛋白尿需要用沙坦类药物或普利类药物治疗，是否可以联合使用的情况，既往曾经有研究，两类药联合使用如果仅仅针对蛋白尿，结果是联合使用能进一步减少蛋白尿的发生，但人体是一个整体，不能光考虑蛋白尿，而忽视其他情况，从对人体的综合作用考虑，联合使用不但没有益处反而可能有害，所以不主张联合使用。

（七）高血压患者在用降压药时，合并有咳嗽，一定发生了呼吸道感染吗？

普利类药物是治疗高血压的常用药物之一，这类药物最常见的副作用就是干咳喉痒，亚洲人的发生率较高，可以达到 20% 左右，有一部分患者可以耐受，不影响生活不需要停用药物，如果影响生活就要停药，加用消炎药治疗不能消除咳嗽。一般普利类药物引起的咳嗽，停药以后也不会马上就停止，药物在血中的浓度逐渐降低后，咳嗽才会慢慢消失。

高血压患者咳嗽不一定是呼吸道炎症，如果服用治疗高血压的药物出现咳嗽，要注意是否是服用了普利类药物引起的副作用，避免当成呼吸道疾病治疗，要及时在医生指导下换药。

（八）老年性高血压怎么选药？有专门只降收缩压或者舒张压的药吗？

高血压的概念包括收缩压升高或舒张压升高，或者收缩压和舒张压同时升高，在临床工作中，常碰到前一种情况，就是单纯的收缩压高（多见于老年人）和单纯的舒张压高（多见于年轻人），并且有人会要求医生给予只降低收缩压或只降低舒张压的药，目前有这种降血压药吗？

1. 老年性高血压与单纯收缩压升高

老年性高血压大多都表现为老年性收缩压升高，这种患者舒张压是不高的，其具体的原因是随着年龄的增长，血管的顺应性明显变差，还有些老年人有动脉粥样硬化，这时收缩压比舒张压的升高更为明显，再加上老年人容易有瓣膜的退行性变，特别是包含有主动脉瓣关闭不全的退行性变，使得升高收缩压的同时，舒张压更低。

目前没有单纯只降低收缩压的药物。而且老年人的高血压大多与动脉的弹性相关，所有的高血压患者都要根据个体情况，针对性地使用药物。

老年性高血压患者，在使用药物的过程中，要考虑到个体情况，切忌自行购药。

（1）心电起搏系统或者心电传导系统有退行性变（老化表现）：年纪大的人往往有窦房结功能减退的问题，或者房室结功能减退问题，老年人β受体功能敏感性也降低，容易存在心动过缓，如果存在这些方面的问题，使用β受体阻滞剂就要谨慎。

（2）老年患者肾功能可能减退：如果老年患者肾功能减退，

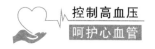
肾小球滤过率小于 30 ml/min 时，使用普利类药物或者沙坦类药物就要谨慎，如果这时要使用，一定要在医生的严密监控下进行。

（3）老年性高血压合并心功能不全：如果肾脏功能允许，要首选诺心妥，或血管紧张素转换酶抑制剂，或首选血管紧张素受体拮抗剂，如果一种药物解决不了问题，还可以加用醛固酮拮抗剂（螺内酯）和其他利尿剂，降低心脏的容量负荷，减轻心脏的负担。β 受体阻滞剂也应该是首选的范畴，但是要注意传导系统的退行性变问题。

（4）老年性高血压合并蛋白尿：合并蛋白尿的时候，需要首选诺心妥，或沙坦类药物，或普利类药物，并且只能选一种。

（5）老年性高血压合并糖尿病：虽然所有的药物都可以考虑选择，但是利尿剂和 β 受体阻滞剂对血糖有一定的干扰作用，使用这两种药物的时候要注意防控糖脂代谢异常。

（6）钙通道阻滞剂的地位：钙通道阻滞剂在所有高血压患者中都是可供选择的一线用药。在相同的血压条件下，由于脑卒中发生率比较高，老年性高血压患者选择钙通道阻滞剂的比较多，一定要遵循个体差异及观察是否出现副作用。

（7）老年性高血压的二线用药——α 受体阻滞剂：老年人的 α 受体功能正常，特别是很多老年人合并有前列腺肥大的问题，由于前列腺上也有 α 受体，如果存在这种情况，α 受体阻滞剂是个很好的选择（虽然降血压的 α 受体阻滞剂作用于血管 α_1 受体，而前列腺属于 α_2 受体，某种程度上还是有些交叉），但是要注意直立性低血压等副作用，体位改变要慢一点。

2. 单纯舒张期高血压

单纯舒张压升高，而收缩压是正常的，多见于年轻人。目前也没有专门降低舒张压而对收缩压没有影响的药物。

如果是年轻人得高血压，药物选择总的来说还是以个体化为原则。

单纯舒张期高血压中继发性高血压占的比例较大，故高血压年轻患者要更积极地寻找致病原因。

（九）当血尿酸升高遇到高血压或高血脂，如何选择药物，治疗能达到效果最大化吗？

高血压与高脂血症在心血管门诊的就诊率很高，有部分高血压或高脂血症的患者，合并有其他代谢的异常，其中就有高尿酸血症或者合并有痛风的患者。这类患者除了遵循高血压和高脂血症及高尿酸血症、痛风的注意事项之外，在治疗方面要特别注意，尽量做到在降压、调脂等治疗的时候兼顾降尿酸，达到"一箭双雕"的目的。

1. 高血压合并高尿酸血症或痛风谨慎选择噻嗪类利尿剂

噻嗪类利尿剂包括噻嗪型利尿剂和噻嗪样利尿剂，噻嗪型利尿剂以氢氯噻嗪为代表，噻嗪样利尿剂以吲达帕胺为代表。

高血压患者可以选择利尿剂治疗，但噻嗪型利尿剂和噻嗪样利尿剂都具有不同程度升高尿酸的作用，所以高血压合并高尿酸血症时或者合并痛风时，选择噻嗪类利尿剂，要权衡噻嗪类利尿剂升高血尿酸的副作用，如果有可能尽量避免使用噻嗪类利尿剂。

2. 建议高血压合并高尿酸血症首选既有降压作用又有降尿酸作用的药物

目前在降压和降尿酸方面都具有肯定疗效的药物，当推阿利沙坦和氯沙坦，这两种药物都是沙坦类药物，具有良好的降压作用，且都对肾小管重吸收的尿酸转运子有抑制作用，从而抑制尿酸的重吸收，促进尿酸从尿液中排泄，达到降低血尿酸的目的。但沙坦类药物相对于其他药物较贵，有经济考虑时可另外选择。

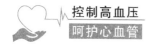
3. 高尿酸血症合并高脂血症

高尿酸血症也容易合并高脂血症，特别是代谢综合征的患者，高脂血症多表现为以高甘油三酯血症为主的血脂紊乱，中度以上的高甘油三酯血症需要药物干预，而这时如果合并有高尿酸血症，可以考虑非诺贝特片，它在降低甘油三酯的同时也能降低尿酸，可以作为高甘油三酯血症合并高尿酸血症的首选。

高尿酸血症合并高胆固醇血症，可考虑首选阿托伐他汀。因为有研究报道，阿托伐他汀有轻度降低尿酸的作用，当需要选择他汀类药物的时候，阿托伐他汀钙是个很好的选择，其机制被认为与抑制尿酸生成相关。

（十）如何治疗难治性高血压？

由于高血压在人群中的发病率高，使得有部分人认为，高血压是小问题，能很快降下来，那么下面就来了解一下，难治性高血压是什么？

1. 难治性高血压的定义

难治性高血压指的是使用 3 种降血压的药物，将 3 种药物的剂量都用到最大，并且必须包含利尿剂，治疗至少 4 周后，还没有将血压降到目标值的高血压。可见难治性高血压是个比较麻烦的问题。

2. 难治性高血压的治疗药物

难治性高血压最少使用 3 种药物联合治疗，而可供选择的药物有限，所以难治性高血压往往出现无药可用的情况，目前可供选择的药物种类有血管紧张素转换酶抑制剂、血管紧张素受体拮抗剂、钙通道阻滞剂、利尿剂、β 受体阻滞剂和 α 受体阻滞剂，并且如果单纯治疗高血压，沙坦类和普利类药物是不同时选用的。

3. 造成难治性高血压的原因

一旦出现难治性高血压，要仔细检查确认是否有原因导致血压的顽固性升高，它可能是继发性高血压继发因素没有解除导致，也可能是靶器官的严重损伤导致。临床上难治性高血压最常见于肾功能衰竭的患者，这类患者的血压很难降，还有一些常见的原因如继发因素肾上腺肿瘤未切除，或肾动脉硬化患者动脉狭窄的程度比较重而没有得到解除，或皮质醇增多没有得到控制等；患者身体的某个部位发生了病变，导致交感神经的兴奋，或者中枢神经系统损伤，或者激活了肾-血管紧张素-醛固酮系统等。

建议难治性高血压的患者做动态血压监测指导治疗，有些患者没有做过，连白大衣效应（每到医院就出现血压升高的现象是白大衣效应的典型表现）都没有排除，要加强家庭自测血压的管理。

睡眠障碍也对高血压的治疗效果有影响，所以应该仔细地询问病史，对于睡眠严重障碍的患者，要及时干预，必要时在心理睡眠科医生指导下改善睡眠。

4. 难治性高血压的治疗

难治性高血压的治疗要 3 种以上药物联用，并且血管紧张素转换酶抑制剂和血管紧张素受体拮抗剂不联合使用，大多数的三联足量药物，用的是普利类药物或者沙坦类药物与钙通道阻滞剂和利尿剂，其中利尿剂大部分用的是噻嗪类利尿剂（如氢氯噻嗪），并且剂量要达到 25 mg 及以上，或者噻嗪样利尿剂吲达帕胺，指南还建议难治性高血压的治疗要加上醛固酮拮抗剂——螺内酯。

β受体阻滞剂和 α受体阻滞剂也经常被选用，特别是一些慢性肾病患者要用到 α受体阻滞剂，并且使用剂量还比较大，常用的药物有特拉唑嗪和哌唑嗪。

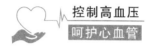

5. 肾交感神经阻断术在难治性高血压中的应用

目前开展的肾交感神经阻断术，其适应证之一就是难治性高血压未得到控制，未找到继发原因和重要的靶器官损伤。目前笔者临床上看到肾交感神经阻断术的疗效，对于部分难治性高血压患者还是有效的，可以作为难治性高血压治疗的选项之一。

（十一）如何治疗血压突然大幅度升高？

高血压患者血压往往会突然升高，不管何种原因，大家都可能不约而同地考虑一个问题，怎样及时处理急性升高的血压？经常看到患者自行紧急服用各种各样的药物，到底什么方法靠谱？下面就来谈谈相关问题。

1. 血压急性升高的原因

高血压的患者出现大幅的血压波动，一定是有原因的，其原因总的来说可以分为内因和外因。下面主要讲讲内因。生理性原因包括情绪波动、活动状态、应激等，病理性原因包括心脑血管疾病，如急性脑梗死、脑出血、急性心肌梗死和心绞痛等。

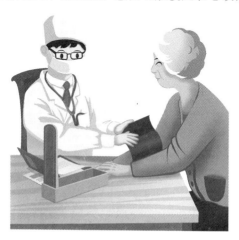

血压急性升高并不都能找到原因，有时候在临床上，确实找不到急性血压升高的原因。

2. 血压急性升高时能够自己使用降低血压的方法

在还没有到达医院之前，患者大多在家中发生了血压的急性短暂升高，这个时候往往伴有一些症状，如头昏、头痛、心慌等，这是血压突然升高，导致重要器官的供血灌注出现了改变，而心脑血管也会反射性地做出相应的调整，如为了应对血压的升高，心脏射血遇到的阻力会增加，心脏的做功就会增加，心肌的耗氧量也会随着增加等。

血压急性升高，在没有就医之前有什么方法能帮助降低血压呢？这包含药物治疗和非药物治疗。非药物治疗主要是保持镇静和休息，要做到镇静不容易，因为一旦人体出现不适，就会产生紧张的情绪，所以平时应该多积累一些医学知识，了解短暂血压增高之后有什么后果，发生的概率是多少，对多数患者自身采取的措施是很有帮助的。其实对高血压患者来说，血压的波动并不是一个罕见的现象，关键是要处理到位，最起码不要由于自身的主观原因进一步使血压升高或者增加不良事件的发生。

另一个重要的方法就是药物治疗。药物治疗已在前文中说明，在此不再赘述。

3. 能够使用药物治疗的原则

血压紧急升高的药物治疗与平时高血压的药物治疗有很大的不同。平时高血压的治疗以长效为主，但高血压的紧急降压治疗以短效药物为主。目前的短效药物使用时间最长的当属硝苯地平、卡托普利，当然还有一些其他的短效药物，包括哌唑嗪、美托洛尔等。对于普通的患者来说，美托洛尔剂量可能不好把控，因为它的作用主要以减慢心率为主，大部分患者对自己的心率是不清楚的，对美托洛尔药效也是不清楚的，只知道它能降压，所以存

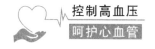
在着过度降低心率的可能；而哌唑嗪有可能导致直立性低血压的副作用，血压快速降低时尤其容易发生。

4. 用硝苯地平紧急降低血压的缺点

长期在临床上使用的硝苯地平能够紧急降低血压，同时可能带来一些副作用，发生副作用的概率大小与硝苯地平的剂量是相关的，硝苯地平的剂量越大，其发生副作用的概率也越大，发生副作用的概率还与给药的方式有关，如果是舌下含服，发生副作用的概率就更大，目前对硝苯地平的紧急使用有一定的顾虑，建议最好不要在紧急血压波动时使用。

5. 硝苯地平普通片剂紧急舌下含服的副作用

硝苯地平如果舌下含服，血中硝苯地平的浓度短暂而快速地升高，其浓度升高的速率和达到的峰值与硝苯地平的剂量相关，剂量越大，血压下降就越快，但随之而带来的就是，出现心脑血管疾病的概率增加，包括脑出血、脑梗死和心绞痛、心律失常等。

是不是所有含服硝苯地平的患者都会出现这样的问题呢？不是的，绝大多数情况是硝苯地平能够降压，对患者有帮助，并且没有产生重大的副作用，如果硝苯地平的剂量在 10 mg 以内，据报道，其副作用的发生率在 6% 左右，如果硝苯地平的剂量增加到 10～20 mg，其副作用的发生率可以达到 10% 左右。但是不是所有的副作用都是脑卒中或者心肌梗死，它可以是一过性的缺血症状加重，很快就能缓解，真正出现急性心肌梗死和脑卒中的概率是比较小的，这也是临床上长期以来的实践中比较少看到有含服硝苯地平出现大问题的原因。

6. 含服硝苯地平引起心脑紧急灌注不足的发生机制

（1）硝苯地平导致的血压下降是快速的下降，可以导致脑血管的灌注压力和冠状动脉的灌注压力急剧降低，容易导致脑的急性缺血（脑出血和脑梗死）和心肌的急性缺血（心绞痛和心肌梗死）。

（2）硝苯地平剂量过大有导致血压下降过低的概率，如发生会进一步加重心脑的缺血，从而发生心脑血管急性疾病。

（3）硝苯地平紧急使用时，反射性地加快心率的副作用比较明显，而心率的加快会增加对动脉粥样硬化斑块的剪切力，如果这个时候心脑血管有动脉粥样硬化，特别是存在软斑块的时候，软斑块容易破裂而出现急性心脑血管疾病，结果就是脑卒中和心绞痛、心肌梗死等。

7. 短效类紧急降压药物的标准

在临床上笔者看到患者自用紧急药物的种类是五花八门的，有舌下含服硝苯地平控释片者或者硝苯地平缓释片者，有舌下含服波依定者，这些个案不胜枚举，如紧急情况下用缓释片或控释片舌下含服应该嚼碎且应该注意剂量。其实，能够作为舌下含服的药物，需要能够快速地吸收和起效，并且降压的幅度要合适，不要过度降压，而产生的负面作用又要小，其降压作用之外不会加快心率，不会增加不良反应的发生，不会有太大的血压降低过度的概率，根据临床实践，短效的血管紧张素转换酶抑制剂卡托普利，是一个比较适合用来紧急降低血压的药物，其剂量可以考虑 12.5～50 mg，根据血压升高的具体情况及年龄，一般血压超过收缩压 180 mmHg，可以考虑用 25 mg 的卡托普利舌下含服，但是如果收缩压紧急升高超过 200 mmHg，可以考虑增加卡托普利的剂量，最大剂量单次建议 50 mg 以内。年龄大者要适量减少卡托普利的剂量，以减少血压下降过低的概率。

8. 最佳给药方式

应该考虑舌下含服让药物的血浓度短时间内快速地升高，短效药物能够快速地起效，而含服缓释片如果不嚼碎破坏缓释膜，

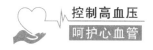

是不可能达到快速吸收的效果的，而一旦破坏其缓释、控释结构就等于短效药，刚才列举的硝苯地平控释片或硝苯地平缓释片或非洛地平缓释片，都属于缓释片或控制片的范畴。半衰期长的药物也由于起效慢而一般不作为紧急用药。

（十二）降血压的药物可以与其他药物一起服用吗？

高血压是慢性病，需要每天服药，但是当同时患有其他疾病时，如高尿酸血症、高甘油三酯血症、高同型半胱氨酸血症等，或者合并感冒，需要服用其他的药物，这些药物能够一起服用吗？

1. 几种治疗不同种类疾病的药物合在一起同时服用的情况

只要没有特殊的要求，几种药合在一起同时服用是可以的，如降血压的药物与降血尿酸的药物可以同时服用，不需要相隔一段时间。在临床上发现有些患者，由于吃几种不同的药物，每隔一段时间服用一种药物，每天花大量的时间在吃药上，这是不划算的，如果在相同的时间点没有特殊的要求，治疗不同疾病的药物是可以同时服用的。

有一种情况，如果是几种药物都通过相同的肝药酶代谢，长期联合使用，如在相同的时间服用药物，有可能在一定程度上造成某些药物的代谢问题，但是这个情况一般都会有特殊的医嘱，隔开一段时间服用也许会更好一点，但总的来说，即使同时服用，影响也不大，特殊情况医嘱的除外。

2. 同时服用治疗同一种疾病的药物的情况

如高血压的患者，有的人不止使用 1 种药物，也可能是 2 种和 3 种及以上的药物联合使用，这个时候药物可不可以一起服用呢？只要医生没有特别叮嘱服药时间，是可以在同一个时间一起将药物服进去的，如钙离子拮抗剂和沙坦类药物可以同时服用。

3. 服用药物比较多时尽量详细咨询医生

高血压患者服用的药物种类比较多的时候，需要详细地询问医生，这些药物是不是可以同时口服。

（十三）高血压药物什么时间服用更合适？

高血压的患者需要长期服药，但一天内什么时间服药最好，这里面其实有学问，下面就聊聊高血压的药物什么时间服用最好吧！

要回答这个问题，先要了解降血压药物，目前降血压的药物按种类分为六大类，即钙通道阻滞剂、血管紧张素转化酶抑制剂、血管紧张素受体拮抗剂、利尿剂、β受体阻滞剂和α受体阻滞剂。各种药物都有不同的特点，如白天的交感神经兴奋性高，所以抗交感活性的药物β受体阻滞剂，尽量放在早上服用；而利尿剂是一种减轻身体容量负荷的药物，服用后有尿增多的现象，所以这一类的药物也适合在早上服用，但是不是晚上服用就没有作用呢？不是这样的，晚上服用仍然有作用，只是晚上服用，夜间睡眠时尿增多，患者休息不好，可能会影响血压。钙通道阻滞剂、血管紧张素转化酶抑制剂和血管紧张素受体拮抗剂在早晚时间点上并没有特殊要求。

根据高血压药物在体内维持疗效时间的不同，可以将高血压药物分为长效药和短效药，早期的高血压药物都是短效的，如硝苯地平、普萘洛尔、卡托普利、氢氯噻嗪、螺内酯和哌唑嗪等，这些短效的降压药物，因为在体内的半衰期比较短，也就是在体内存留的时间和维持疗效的时间比较短，所以要求一天服用多次，以上短效药物除了利尿剂不主张多次服用外，其他药物都要求每天服用 3 次，也就是早中晚各 1 次，以维持药物在体内的浓度，维持药效。

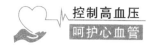

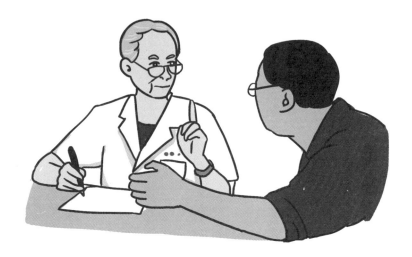

　　由于短效药起效快，并且很快吸收后体内药物浓度达到高峰，随后很快又回落，药物浓度越高，产生副作用的可能性越大，在药物浓度高时，血压降低的幅度也大，在药物浓度低时，血压降低的幅度就小，这就造成了降压药物使用后血压降低幅度的不平衡，容易造成血压的波动，要克服这个缺点，现在通过改进药物的释放技术和改变药物作用的自由基，尽量让药物起到长效作用，即口服一次能管 24 h。

　　缓释与控释结构是让这些短效的药物披上一件"外衣"，有了这件"外衣"以后，药物就能够缓慢、均匀地释放入血，从而避免药物在体内的浓度波动，避免血压降幅不均匀的现象，这种药物目前称作缓释片或者控释片，控释片的药物释放控制效果是最好的，它能够使药物在体内的浓度很均匀，而缓释片由于工艺的问题，可能有部分缓释片的工艺不是很好，所以往往需要 1 d 服用 2 次。

　　通过改变短效降压药物的自由基，也可以达到让药物疗效维持更长时间的目的。如改变硝苯地平的自由基，可以得到尼卡地平或者氨氯地平，氨氯地平的半衰期是很长的，疗效最少可以维持 24 h，每天只需服用 1 片就能达到全降压的目的，并且不会与短效药一样有一个很高的吸收高峰。

目前的降血压药物多为长效降压药物，每天服用 1 次，就能维持 24 h 疗效。

有的药物在饭前和饭后服用，吸收入血的浓度是不一样的，为了使药物的吸收最大化，有些药物要求饭前服用，如卡托普利、培哚普利，明确要求要空腹服用，也就是最少饭前 0.5 h 服用，以达到药物吸收的最大化，如果饭后服用，药物的吸收将会打折扣。

大部分人的血压有两个高峰时间，即清晨血压的高峰现象和午后高峰现象。高血压药物的高峰浓度，要尽量覆盖这两个时间，当然最好能够做动态血压监测了解个体血压高峰的时间，从而根据这个高峰时间，在高峰时间前 2 h 服用药物，以达到最大疗效。

一般的服药时间是避开餐前 0.5 h 或者餐后 0.5 h 时间段。为了提高高血压患者服药的依从性，减少漏服，特别是对于上班族或者年纪大容易健忘者，安排合理的服药时间尤为重要，建议尽量选用长效药物，每天 1 次，以清晨起床洗漱后口服药物为佳，所有种类的药物都可以在这个时间点服用，尤其是利尿剂和 β 受体阻滞剂，当然 15：00－16：00 也是一个不错的时间段，能覆盖午后血压高点，但对于上班族来说，这时间点是不方便的。对于夜间血压高者，睡前服用一次降压药，是比较方便的，推荐夜间血压高者，特别是非勺型及反勺型高血压患者，在睡前服用降压药。

高血压患者除了服用治疗高血压的药物以外，如伴有其他的疾病，往往也需要服药治疗，某些疾病的治疗有一些特殊性，如治疗胃病的药物，包括胃黏膜保护剂，要求空腹或者餐后 2 h 后服

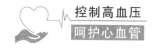

用，抑制胃酸的药物（拉唑类或咪胍类，拉唑类药物是质子泵抑制剂 PPI，咪胍类药物是 H_2 受体阻滞剂），要求空腹服用。高胆固醇血症的患者或者动脉粥样硬化的患者，在服用他汀类药物时，医生往往会要求患者在夜间服用，以取得最好的疗效，其原因是夜间胆固醇的合成最为活跃。对于糖尿病的患者来说，很多降糖的药物都要求餐前服用，或者进餐时嚼碎服用，以利于药物的快速吸收和快速起作用。对于痛风或者高尿酸血症的患者来说，降低尿酸的药物没有特别的要求，与高血压的药物一样，什么时候吃都可以，但是有些药物要求多喝水。

（十四）高血压药物长期吃会失效吗？

在心血管内科门诊，经常碰到患者问医生：高血压药物吃了很长时间会不会失效？药物吃的时间长了会耐药吗？吃一种药物的时间比较长，要不要定时换另外一种呢？

高血压患者需要长期使用药物，如果使用口服的药物没有产生副作用，或者产生的副作用能够耐受，不影响日常生活，且对人体没有影响，可以不换药，继续口服原来药物，只要能达到目标血压就行，治疗高血压的药物不会产生耐药性，长期服药，药物也不会失效。

因此服用一种高血压药物时，被医生要求更换药物的情况如下。

1. 高血压最初选择的药物不合适

如口服的高血压药物选择的是短效药，即使在就诊的时候血压达标，医生可能也会建议更换短效降压药为长效降压药，其目的是使血压更稳定，避免短效药物血药浓度的波动而影响疗效。

2. 高血压引起了靶器官的损伤

以下情况建议选用脑啡肽酶抑制剂与沙坦共晶体（如诺欣

妥)、血管紧张素转换酶抑制剂或者血管紧张素受体拮抗剂，且不能两种药物同时使用。

（1）高血压患者服药期间出现蛋白尿：新近发现高血压患者合并微量白蛋白尿或显性蛋白尿，如果原来选的是钙通道阻滞剂、利尿剂、β受体阻滞剂或者α受体阻滞剂，医生会建议首先使用血管紧张素转换酶抑制剂或者血管紧张素受体拮抗剂，只有在普利类药或者沙坦类药物用到足量的时候，血压还没控制好，才会考虑其他类型的药物。

（2）高血压患者服药期间出现血糖异常：高血压患者一直在服药，如果新出现血糖异常，包括空腹血糖异常、餐后血糖异常或者已经诊断糖尿病，大部分医生会建议首选普利类或沙坦类药物，但是国内外防治指南也同步推荐钙通道阻滞剂、β受体阻滞剂和利尿剂，其中β受体阻滞剂和利尿剂对血糖有一定的干扰，但是在充分降压、降糖的基础上还是可以使用的。

（3）高血压患者服药期间发生急性冠状动脉综合征：在高血压患者服药的病程中，发生了急性冠状动脉综合征，这包括不稳定型心绞痛和急性心肌梗死，这时如果原来服用的药物不是普利类药物或者沙坦类药物或者β受体阻滞剂，要首选这三种药之一。

（4）高血压患者服药期间发生心功能不全：在高血压患者的服药过程中，发生了急性心功能不全，还有心脏扩大的无症状性心功能不全和有临床症状的慢性心功能不全，这时如果原来服用的药物不是普利类药物或沙坦类药物或β受体阻滞剂，首选这几种药；如果伴有心功能不全，尽量地选择沙库巴曲缬沙坦，并且尽量不用钙通道阻滞剂，如果需要使用钙通道阻滞剂，则只能用氨氯地平或非洛地平。

在上面列举的这些情况中，医生可能会建议更换药物，但这种更换药物不是因为一种药物服的时间长了，需要换一种，而是

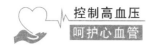

由于病情有了变化，需要选用更合适的药物。

3. 一种药物长期口服而换用另外一种药物的依据

如果口服一种降压药发生副作用，并且这种副作用影响了生活和工作，或者影响了身体健康，都需要更换药物。

如果从药物疗效方面考虑，降压的药物不会有耐药性，一种药物口服时间长也不需要换另外一种药；如果从药物的副作用方面考虑，一种药物如果产生了副作用，可能随着时间的推移逐渐显现或加重，特别是新上市的药物。如笔者在临床发现钙通道阻滞剂治疗时，患者出现牙龈增生表现明显时，往往时间比较晚，但是目前抗高血压的药物多没有这种情况，大家不必太过担忧，但定期复诊还是必要的。从一种药物更换为另外一种药物，可能会引起血压的波动，所以需要权衡是否需要更换。

（十五）所有高血压药物，都能掰开服用吗？

在临床上经常看到患者将抗高血压药物或者其他心血管药物掰开服用，这种做法有的时候是对的，有的时候是错的，如经常有人将硝苯地平缓释片掰成两半，这就不对。到底哪些药物可以掰开服用，哪些药物不能掰开服用呢？

1. 药物的吸收途径

最常用的途径是口服后药物在胃肠道吸收；有时为了药物快速起效，可以舌下含服（属于口服的特殊形式）；贴剂可贴在皮肤上缓慢吸收；喷剂喷在皮肤黏膜上吸收；气雾剂供药物吸入，在口腔及呼吸道黏膜吸收。

2. 口服药物的常用剂型

常用的口服药物有水剂、片剂、丸剂、胶囊，其中舌下含服以片剂和丸剂为主，而片剂又分为普通片、缓释片、多微囊缓释片、控释片、肠溶片和泡腾片等。

3. 可以掰开服药的剂型

一般胶囊不主张掰开服药，而在片剂中，肠溶片、普通缓释片和控释片不能掰开服药，一旦掰开，即变为普通片，而普通片、泡腾片和多微囊缓释片是可以掰开服用的。普通缓释片是普通的平片药外面包裹了一层缓释膜，能让药物缓慢地释放入血，而不像普通平片一样，口服经胃肠道很快就吸收入血液中。但多微囊缓释片不一样，它由多个微囊组成，是可以掰开服用的，这种缓释片多半中间有刻痕，掰开是沿着已有刻痕掰即可，但是不能嚼碎或压碎服用，美托洛尔缓释片就是这种类型的典型代表，所以缓释片能否掰开服用取决于工艺，普通的缓释片不要掰开服用，而工艺好做成多微囊缓释片就可以掰开服用。控释片是绝对不能掰开的，一旦掰开与普通平片无异。肠溶片在胃酸高的环境不容易分解，能减少药物对胃肠道的刺激，只要掰开，肠溶片则变为普通片。泡腾片因为要放入水中溶化后才服用，所以无所谓是否掰开。

4. 不能掰开的心血管疾病常用药物

最常用的肠溶片是肠溶阿司匹林片，这种最好不要掰开，在空腹时完整地吞服，且口服药物后 0.5 h 再吃食物为佳。

硝苯地平缓释片、非洛地平缓释片和其他非洛地平普通缓释片、控释片都不能掰开服用。

美托洛尔缓释片、氟伐他汀缓释片和单硝酸异山梨酯缓释片可以掰开服用，这些缓释片的中间都有一个刻痕，其他美托洛尔缓释片（国产）和硝酸酯类药缓释片不能掰开服用。

很多降压药片剂如氨氯地平或其他国产氨氯地平片、拉西地平等、普利类药物和沙坦类药物、利尿剂、平片β受体阻滞剂、α受体阻滞剂、片剂的他汀类药物、非肠溶的抗血小板聚集和抗凝血药都可以掰开服用，方便减半服用。

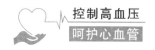
（十六）高血压降压治疗要从便宜的药吃起？

1. 高血压便宜药与贵药的区别

其实药的便宜与贵是一种商业行为，但它有一定的规律可循，一般来说：①药物开发得越早，价格越便宜；②原研药与仿制药比较，原研药贵，仿制药便宜；③原研药在专利保护期内贵，过了专利保护期后，原研药一般也会降价；④短效药相对便宜，如复方利血平片、硝苯地平片、尼群地平片，长效药贵，但现在有些长效仿制药已经很便宜了等。

2. 降压药要从最便宜的药开始服用的观点是错误的

服用药物的起始选择与价格贵和便宜没有关系。以前选择便宜药开始服用通常预示着从短效药开始，不符合高血压的治疗原则，因为短效药口服起效快，体内吸收后，半衰期比较短，药物在体内的停留时间比较短，口服后血浓度上升的速度比较快，到最高峰后，在体内清除的时间也快，造成体内降压药物浓度波动大，药物在体内的最高浓度和最低浓度相差很大，因此每天要多次给药，才能保证药效。由此带来两个不好的方面：一方面药物到达峰浓度的数值比较高，可能产生副作用的概率也大；另一方面药物的浓度波动大，产生的疗效也会波动，从而引起血压的波动。当然，便宜药也可以是某些长效药物，从长效的便宜药开始吃是可以的。

3. 建议降压药从长效药起始

建议首次选择降压药尽量从长效药开始。

（十七）高血压患者血压降至正常值或者达标后，药物能减量或停药吗？

高血压患者不要轻易停药，但一切以监测的血压为准，在下

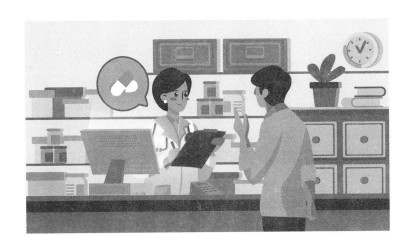

面两种情况下，高血压患者可以适当地减量或者停药。一种是冬天初发的高血压患者，并且大多是 1 级高血压，也就是血压高的程度绝大多数收缩压在 140～159 mmHg 或者舒张压在 90～99 mmHg 的初发高血压患者，一片甚至半片长效药物就能降血压，到了夏天，继续服用原剂量的药，血压继续降低维持在 110/70 mmHg 以下可以考虑减药，自己在家里测血压低于 100/65 mmHg，可以考虑停药，最终让血压回升至诊室血压 120/80 mmHg 左右。其原因是温度的升高，全身的中小动脉血管会有轻度的扩张，血压自然会有所降低。当然，如果停药后血压升高超过正常范围，仍然需要部分甚至全部恢复药物剂量，最终以目标位达标血压为准。另一种是原来没有高血压的患者，由于某种原因突然升高至 3 级高血压，这个时候医生会给予抗高血压的药物，并一定会嘱咐观察血压，在血压下降的过程中有时会发现，血压降到了 110/70 mmHg 以下，这个时候就需要调整药物，根据实际情况减药和停用，是否需要用药物来维持需要根据血压的变化来确定。同时是否药物减量或停药要遵照医生的判断，不可擅自进行。

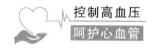

（十八）脉压大的高血压患者在降压治疗过程中要注意哪些问题？

1. 高血压患者脉压增大的形成机制

引起高血压患者的血压压差大的原因比较多，但临床上主要还是两个方面的问题，多见于老年人。一方面是动脉的弹性变差，因为年龄增大，动脉的顺应性也变差，甚至出现动脉粥样硬化；另一方面可能是主动脉瓣关闭不全，这是由于年龄增大，主动脉瓣存在退行性的变化，有小部分人还有先天性的主动脉瓣二叶瓣畸形（正常的主动脉瓣是三叶瓣），当高血压患者的血压压差比较大，特别是主动脉瓣存在中到重度的关闭不全者，往往舒张压又比较低，有的接近于正常的下限 60 mmHg，甚至低于 60 mmHg。

2. 脉压增大的高血压患者的药物治疗

在用药方面，没有单纯地降低收缩压而不降低舒张压的药物，但降压的药物有一些公认的特点。

（1）血压越高，相同剂量同一药物血压降幅越大：当一个人的血压越高，相比较低血压的患者，使用相同剂量的药物，血压越高者，药物对血压的降幅越大，如一个人的血压是 200/110 mmHg，使用一片 30 mg 硝苯地平控释片治疗的降幅，比血压 160/100 mmHg 者的血压降低值要大。

（2）一种药物平均只能够将收缩压/舒张压降低 10/5 mmHg：虽然每种药物的降压幅度都有不同，但是，根据在临床上的使用经验，一种药物只能将收缩压平均降低 10 mmHg、舒张压平均降低 5 mmHg，但既然是平均值就一定会有部分药物的降幅超过这个数值，也有部分药物的降幅不及这个数值，需要根据药物的药理作用、患者的特点及结合临床用药经验来进行药物选择。

（3）一种药物不能将血压降到目标位，可以考虑联合用药：

一种药物不能把血压下降到目标位，可以两种或多种药物联合使用，也可以用两种或两种以上的药物组成生产的单片复方制剂，其目的是要将血压降到需要降低的目标位。

3. 收缩压和舒张压都升高

高血压患者收缩压和舒张压都升高，血压压差超过 60 mmHg，其降压的效果一般不需要顾及舒张压太低，这种高血压的患者需要将收缩压和舒张压都下降至目标位。

4. 收缩压升高而舒张压正常

单纯收缩压升高这种高血压的降低要顾及舒张压，最好不要将舒张压降到 60 mmHg 以下，但也要看收缩压的降低幅度是否达到目标位。如果收缩压仍然高于 150 mmHg，要关注平均血压，平均血压等于收缩压加上两倍的舒张压再除以 3 的结果，如果一个人的血压是 180/70 mmHg，其血压压差也就是脉压是 110 mmHg，经过药物治疗，其血压是 150/55 mmHg，平均压为 86.7 mmHg，一般来说，在静息态的平均压大于 70 mmHg，就能满足最基本的器官灌注需要，但由于人的生活状态存在体位的改变，存在交感神经和迷走神经的再平衡问题，当平均压是 70 mmHg 或者高于但接近 70 mmHg，随着体位的改变，有可能导致平均压短暂性低于 70 mmHg，从而引发灌注不足而导致危险，该患者血压下降后的平均压不低于 80 mmHg，根据笔者的临床经验，应该可以耐受而不会引起灌注不足。至于是否还能耐受血压的进一步降低，收缩压是否还可以考虑降到 140 mmHg 左右，如果收缩压降到 140 mmHg 左右没有症状，平均压也不低于 80 mmHg，应该是可以的；但如果收缩压降至 140 mmHg 左右有临床不适症状，可以将收缩压放高，但不高于 150 mmHg 就可以。

5. 收缩压升高而舒张压低

有一种高血压患者，其收缩压升高而舒张压低于正常，因为

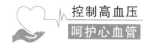
某种病变的存在，如主动脉瓣关闭不全，收缩压虽然升高，舒张压却低于 60 mmHg，这种血压的降低是比较棘手的，既要降低收缩压，又要顾及舒张压，所以这个时候的平均压就显得尤为重要，并且除了注意平均压外，一定也要看舒张压。根据笔者的临床经验，这类患者最好能够将平均血压维持在 80 mmHg 以上，如有患者在治疗前的血压是 180/56 mmHg，如果将血压降到 150/45 mmHg，其平均压是 80 mmHg，由于顾及该患者舒张压太低，最好能够将收缩压再提高一点，控制在 160 mmHg 左右，以保证安全。血压下降到某一水平如果有不舒服的感觉应该减少血压的降幅，消除不舒服的感觉。建议这种情况用药要小剂量地逐渐加量，结合血压和临床不适症状，个体化地使用药物。

（十九）可以用降压茶和中药降压吗？

1. 降压茶

目前市面上的降压茶五花八门，如苦丁茶、罗布麻茶、杜仲茶、菊花茶、荷叶茶、三七茶、绞股蓝茶、桑叶茶等，还有很多种物质混合在一起组成的各种茶，从临床实践来看，这些茶在降压方面几乎无效。

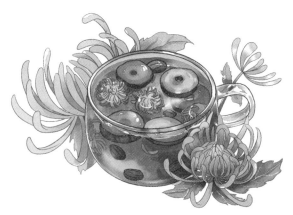

2. 中药降压

用于降压的中药复方制剂的两个典型代表为复方罗布麻片和珍菊降压片。中药复方制剂降压其实是中西医结合降压，西药为主、中药为辅。

四、高血压的非药物治疗

（一）高血压患者不用药物怎么降压？能降多少？

非药物治疗和药物治疗都是高血压治疗的重要手段，所有的高血压患者都应该进行非药物治疗，但是并不是所有的高血压患者仅进行非药物治疗，血压超过一定的数值，或达到一定的条件，就要立刻启动药物治疗，在非药物治疗还不能将血压降到目标血压的时候，也应该进行药物治疗。

非药物治疗的手段有如下几种。

1. 控制体重

肥胖和超重者，控制体重至关重要。最简单的计算方法是体重等于身高（cm）减去 105，浮动 10% 为正常范围，比如身高 170 cm 者，体重为 65 kg，体重超过 10% 就是超重，超过 20% 就是肥胖了，这种方法不精确但简单，更准确的指标是体重指数（BMI）。研究表明，体重与血压的关系非常密切。

2. 戒烟限酒

吸烟能诱发高血压，研究证实长期吸烟的患者，停止吸烟，能使收缩压降低 10～30 mmHg，所以抽烟的高血压患者应尽早戒烟。

饮酒与心血管疾病密切相关，已经有心血管疾病的患者最好不饮酒。高血压患者停止饮酒，收缩压能有 2～4 mmHg 的降幅。

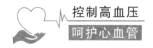
3. 制定科学的锻炼计划

保持中等量的有氧运动，每周最少运动 5 d，最好每天坚持，每次持续 30～60 min，预计运动可以下降收缩压 3～8 mmHg。建议运动时的心率控制在 170 减去年龄的水平（次/min），如 40 岁的人，运动时将心率保持 130 次/min 左右就行。运动项目可以考虑游泳、羽毛球、乒乓球等。

4. 饮食治疗

高血压患者需保证低盐、低脂饮食。高钠饮食患者，每降低 1 g 的盐，最大可降收缩压 10 mmHg，一般可下降血压 1 mmHg；如果通过科学的配方进行饮食，则饮食治疗有望将收缩压降低 10～15 mmHg。

5. 降低生活工作紧张度、保证充足合理睡眠

生活、工作紧张度（压力）和睡眠不佳而引起的血压升高比较难量化，但降低生活工作紧张度能降低血压的证据确凿无疑，临时情绪的波动都会引起血压升高。而睡眠差不佳引起的血压升高和波动，每人情况都不一样，但是充足的睡眠无疑是正常血压的保证。

6. 控制情绪，建立良好的心态

要努力学习掌控自己的情绪，不要随便发脾气，要建立良好的心态，尽量做到遇事不惊，同时也能够增加自身的抗压能力。

（二）高血压患者饮食如何安排？

很大一部分患者的高血压属于盐敏感性高血压，即吃多了盐会引起或加重血压升高。合理安排饮食其实是非药物治疗的重要组成部分。

建议高血压患者或者有高血压危险者遵循以下饮食原则。

（1）低盐饮食：每天控制摄入盐量在 6 g 以下。尽量减少用盐或者酱油、鱼露等调味品，同时避免加工类的含有盐较多的食品，如火腿肠、腌菜和辣椒酱等，并建议在炒菜的时候用定量的盐勺，以便让自己知道放了多少盐。

（2）低脂饮食：减少饱和脂肪酸和胆固醇的摄入，饮食以水果、蔬菜、低脂奶制品、富含纤维的谷物、植物蛋白为主。

（3）增加钾的摄入：增加富钾食物包括新鲜水果、蔬菜和豆类物质的摄入量。

（4）尽量少吃糖，少喝含糖饮料。

（三）减肥能降压吗？

肥胖损害健康是众所周知的，但是具体到与某个疾病的关系，还需要多积累知识，以应对肥胖带来的各种疾病，下面讲述一下肥胖与高血压的关系。

1. 超重和肥胖的定义

正常的标准体重，比较准确的指标可以用 BMI 来表示，BMI＝体重（kg）/身高（m）^{2}，标准体重应该不超过 24 kg/m^2，超过标准上限但在 28 kg/m^2 以内就叫超重，超过标准上限 28 kg/m^2 就叫肥胖。

2. 高血压患者中肥胖的比例

从医院就诊的人群资料来看，合并糖尿病的高血压患者，肥胖的比例占到 50%。而高血压患者没有合并糖尿病，肥胖的比例也达到了 46.1%，这是一个惊人的数字，提示高血压与肥胖密切相关。

3. 超重和肥胖显著增加高血压的发病风险

研究显示，超重和肥胖显著增加高血压的发病风险，并且高血压的发病风险与体重成正比，体重指数越大，发生高血压的概率越高。

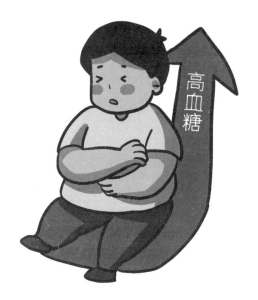

4. 超重和肥胖是造成难治性高血压的重要原因

据研究，肥胖就是难治性高血压重要的危险因素，是重要的原因之一。

5. 超重和肥胖导致高血压的机制

1）过度激活肾素-血管紧张素-醛固酮系统。

肾素-血管紧张素-醛固酮系统的激活是很多心血管疾病的"罪魁祸首"，所以可以用抑制肾素-血管紧张素-醛固酮系统的药物来治疗高血压，如普利类和沙坦类药物。

2）引起交感神经的过度激活。

过度激活交感神经系统同样也是导致很多心血管疾病发生的重要原因，抑制过度激活的交感神经系统对治疗高血压也是重要的方式，β受体阻滞剂就是用来抑制交感神经系统的过度激活的。

3）导致胰岛素抵抗。

胰岛素抵抗是升高血糖的"罪魁祸首"之一，是2型糖尿病发生的重要机制，也是动脉粥样硬化等心血管疾病形成的重要原因。对胰岛素抵抗简单的理解就是人体代谢时对胰岛素的敏感性下降，血糖就会升高，为了让血糖控制在正常范围就需要更多的胰岛素，这也是胰岛素可以治疗 2 型糖尿病的重要原因。

4）导致肾结构变化和间质液体的静压力增加。

高血压可以导致尿液排出障碍和肾内压增高，组织间质液体的静水压力增加，也就是水钠潴留，所以可以用利尿排钠的利尿剂来治疗肥胖导致的高血压。

6. 肥胖者减肥可降低肥胖合并高血压患者的血压

答案是肯定的，减肥能够降低肥胖合并高血压患者的血压，并且降低的幅度还相当大。来看一组研究数据，尽管各种不同的试验条件下得出的结论是不同的，提示各人减肥之后降压的幅度是不一样的，但是总的趋势提示，降低体重能够降低血压，并且降低的幅度还不小。有研究发现，每减轻 1kg 的体重可以下降 4 mmHg 的收缩压；另外有研究显示，降低 5kg 的体重，可以降低 10 mmHg 的收缩压；还有研究的结果表明，所有入选者平均下降了 12.5 kg 的体重，收缩压可降低 10 mmHg，舒张压可降低 7 mmHg，这从理论上可以得到解释，体重越重，心脏需要射出的血量越大，才能维持人体的需要，如果体重减轻，心脏射出的血量相对就不需要那么多，血压也就相对地会下降，可见保持正常的体重对人体的健康是非常重要的。

（四）高血压与睡眠失常的关系

高血压的发病率很高，占人口的 $1/4 \sim 1/5$，高血压的非药物治疗里面一个很重要的内容就是要保持充足的睡眠，充足的睡眠是人体恢复体力、消除疲劳、维持正常生命活动的必要条件。那么，高血压和失眠之间是不是有相互的关系呢？

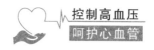

1. 高血压可以引起睡眠失常

高血压可以导致交感神经的兴奋，也会导致体内的其他一些内分泌系统激素如皮质激素的分泌异常，这些都会影响神经系统的活动，使人体的内环境受到影响，影响人的睡眠，最主要的表现就是睡眠差，甚至失眠；同时有些人有焦虑的情绪，这也是失眠的一个重要原因，而失眠又会加重焦虑的情绪，所以对高血压患者来说，保持充足的睡眠是非常重要的。

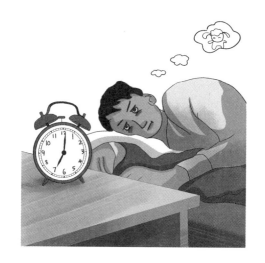

2. 睡眠失常可以导致血压波动

每个人都有一个生物钟，人体按照这个生物钟有条不紊地运行，如果这个生物钟被打破，必然会影响到睡眠，而只要睡眠受到了影响，就会导致血压的波动。

打鼾者夜间会导致交感神经的兴奋性增加，这主要是缺氧造成的，它在一定程度上会影响夜间的血压，这种情况如果能够纠正打鼾的话，血压升高会有一定程度的减轻。故高血压患者伴有鼾症，应先解决夜间缺氧的问题。

3. 血压波动与睡眠失常相互影响

从上面的叙述可以看到，血压波动会导致睡眠出现异常，而睡眠出现异常，又反过来会影响血压，主要是升高血压，所以这两者是相辅相成的关系。对于高血压的患者来说，控制好血压，有利于改善睡眠，而高质量的睡眠，又有助于血压的平稳，但两者不是一一对应的绝对关系，引起血压波动的因素很多，引起睡眠失常的因素也很多。

4. 高血压治疗药物对睡眠的影响

高血压的药物从溶解性来说，可以分为两种：一种是水溶性的，不能穿过血脑屏障，这种药物一般不会引起头部的症状，如阿替洛尔是水溶性的药物，引起睡眠问题的可能性比脂溶性的药物要小；而另一种是脂溶性的药物能够穿过血脑屏障，如美托洛尔，它引起头部症状的概率就大一点，影响睡眠的概率也相对地大一点。从目前治疗高血压的药物在临床使用的治疗经验来看，由药物引起的睡眠问题基本上很少看到，即使是脂溶性的药物，只要血压控制平稳，也很少影响到睡眠。

5. 高血压患者睡眠失常的治疗方法

高血压患者引起的睡眠失常，治疗强调先建立健康的生活方式，在此基础上，如不能解决睡眠问题，建议用药物助眠。现在临床上用得比较多的帮助入眠的药物有唑吡坦，帮助加深和改善睡眠的药物有安定或艾司唑仑，当然抗焦虑忧郁的药物也会有改善睡眠的作用，最常用的是阿普唑仑，一般晚上睡前服用。

6. 睡眠失常引起血压波动使用降压药的情况

如果由于睡眠失常，特别是严重失眠导致的血压升高，既往没高血压不建议马上使用降压药，需要努力地改善睡眠，必要时求助于医生，如果改善睡眠的方法失败，或者改善睡眠后血压仍然升高达到了高血压的诊断标准，这个时候就要考虑用药物

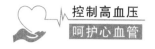

治疗。

对既往有高血压的患者，已经在服用降压的药物时，除非血压波动到收缩压超过 180 mmHg，或舒张压超过 110 mmHg，或者血压波动引起了不舒服的感觉，才考虑加大降压药物的剂量或增加药物种类，除此之外降压药物剂量和种类暂时可以不做调整，而是努力地用非药物和药物的方法改善睡眠，一旦睡眠问题解决了，血压随之会稳定。如由于睡眠问题调整了降压药的种类或剂量，需要密切地观察血压，并根据监测血压的结果来调整药物使用。

（五）高血压的特殊治疗方法是什么？

高血压的非药物治疗，目前主要集中在改善生活方式，建立良好的生活习惯；而药物治疗仍然是目前治疗高血压的主要治疗方法。近年来新兴一种高血压的手术治疗方法，称作经肾动脉去交感神经术，也称作肾动脉交感阻滞术或肾血管周围交感神经阻断术，用来治疗高血压，目前仍然在临床的研究中，相应的临床研究试验正在全世界范围进行，从已经完成的临床试验来看，还不能够完全确定这种介入治疗的手术方法将来是否成为安全可靠的方法，下面向大家简单介绍经肾动脉去交感神经术。

1. 经肾动脉去交感神经术出现的前提

高血压是一种慢性病，大部分患者都需要靠药物来维持血压，其中相当一部分患者只靠一种药物是降不下来血压的，要终身服药，而长期服药所带来的一些副作用和心理上的阴影，驱动学者寻求一种新型的能够根治高血压的方法；此外，临床上有一种难治性高血压，现有的药物联合治疗效果都不好，也驱使学者寻求一种疗效更好、更安全、期待永久性解决高血压问题的方法，手术治疗设想便顺势而生。

2. 经肾动脉去交感神经术

由于交感神经的兴奋能够引起血压升高，临床上有一种高血压叫高动力型高血压，发生血压高的时候心跳加快，20世纪30年代有学者曾试行外科切除腹腔内的交感神经丛或交感神经节以降低血压，虽然有一定的疗效，而总体来说疗效不满意，这种模式的尝试最终停止了，但是基础研究一直在进行。20世纪70年代开始，人们试图通过阻滞肾动脉周围的肾交感神经丛来降压，并在动物实验上见到了显著的效果。

2009年，澳大利亚学者首先在人体上进行了经肾动脉去交感神经术的介入治疗，这种手术的特点是创伤小，通过导管微创治疗就可以完成。随后国际上进行了一些临床试验，这些临床试验从筛选患者的入选标准、仪器的改进和提高及医生技术水平的提高等方面入手，研究经肾动脉去交感神经术对高血压的治疗效果，有部分患者的疗效是比较好的，但有些试验的结果是中性的，即没有得到理想的很好的疗效，目前的国际临床试验还在如火如荼地进行，期待着进一步的结果。

3. 建议哪些患者做经肾动脉去交感神经术

难治性高血压的患者，并且又没有找到有继发因素，可以推荐行经肾动脉去交感神经术。

4. 做了经肾动脉去交感神经术后是否还要吃药

人们的期望是有一种方法能够永久地解决高血压的问题，经肾动脉去交感神经术就被寄予这种希望。经肾动脉去交感神经术由于目前选择的是难治性高血压的患者，在手术后大部分仍然要服用降血压的药，但服药的种类和剂量明显减少，就能将血压降为正常，有的甚至可以用一种药物，就把血压降到正常，这种效果目前算是比较满意的疗效。

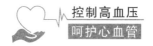
5. 经肾动脉去交感神经术的前景

随着治疗理念的改进、仪器的发展和技术的提高，经肾动脉去交感神经术的前景可能会更好。现在已经在进行研究，没有使用过药物治疗的高血压或者是轻到中度的高血压。能否用经肾动脉去交感神经术治疗。经肾动脉去交感神经术的疗效和安全性还需要进一步的评估，需要有更多的临床研究，目前为止不能轻易地否定这个手术，也不能轻易地做出结论说这个手术已经能很好解决问题，期待更多的研究结果。

五、高血压的治疗与生育

（一）女性高血压患者可以怀孕吗？如何选择降压药？

随着生育年龄的提高和高血压发病年龄的提前，特别是现在放开二胎，高龄产妇屡见不鲜，有高血压的产妇越来越多，如何去除高血压对孕期母婴健康的不利影响，对这类孕妇和医生都是个挑战。

女性高血压患者可以怀孕生小孩，但建议有家族高血压史或有妊娠高血压综合征家族史的女性患者、要生多胎的女性患者，尽早考虑生小孩，可减少很多麻烦，对母体与胎儿也更好。

准备怀孕的女性高血压患者，达到了服药的标准，就应服药。由于胎儿在前 4 个月的发育非常重要，从胎儿安全角度来说，只要在怀孕期间，孕妇服用任何药物，都可能对胎儿构成潜在的影响。如果在前 4 个月病情允许能够不吃药，怀孕 4 个月之后服药，对胎儿的影响相对会小很多，所以现在指南推荐，如果在备孕阶段没有高血压引起的并发症，也没有多个心血管疾病的危险因素的女性高血压患者，可以将血压放宽到 160/100 mmHg。女性高血压患者备孕期间是否服药要听专科医生的意见，一定要将血压降到目标位且稳定之后再怀孕。

高血压合并妊娠与妊娠高血压从发病机制来说其实是有区别的，临床上看到女性高血压患者血压较妊娠高血压者更好控制，血压更为平稳，但在妊娠期使用降血压药的疗程更长，从怀孕之前就开始使用药物治疗，用药时间的跨度长，药物对胎儿造成影响的可能性更大，在建议使用的降压药物选择方面二者没有大的区别。

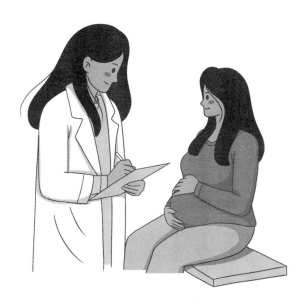

目前备孕阶段女性患者或者怀孕女性患者，比较安全的口服高血压药物有钙拮抗剂，其中以硝苯地平为首选，药物上市的时间长，临床使用的时间长，有大量的在临床经验；其他的钙拮抗剂也可以作为选择，如洛活喜，临床使用上基本没大问题；β受体阻滞剂可以选，如美托洛尔，比较安全，但是由于牵涉胎儿的供血问题，建议心率不快者不选；α受体阻滞剂的影响相对较小，但

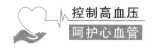

是目前国外指南推荐的α受体阻滞剂甲基多巴国内暂时没有。我国使用的多是短效类药物，还是建议首选钙拮抗剂，如血压下降不达标，尽量足量使用。有一个对α受体和β受体同时有阻断作用的药物，称作柳胺苄心定，也叫拉贝洛尔，也是防治指南推荐的药物之一。

有几类药物对胎儿的影响比较大，如血管紧张素转换酶抑制剂、血管紧张素受体拮抗剂和利尿剂，是禁止选用的。但是利尿剂氢氯噻嗪由于使用时间比较长，并且其安全性相对其他利尿剂来说更有保障，所以防治指南推荐小剂量氢氯噻嗪（12.5 mg）可以用于怀孕的女性患者，对胎儿的影响相对而言较小。

女性高血压患者怀孕，或者怀孕之后得了妊娠高血压的女性患者，要在医生指导下用药，母婴才会更加安全。

（二）男性高血压患者准备要小孩，如何选用降压药？

如果有高血压并在服药的男性患者准备要小孩，由于大多数高血压是原发性高血压，即找不到原因，是与家族遗传有关的高血压，需要长期服药，所以药物的选择就显得很重要，要选择尽量对精子影响小的药物。当然，如果是有原因引起的高血压，即继发性高血压，去除这个引起高血压的原因之后，血压就会明显降低，甚至正常，这种患者建议去除病因并在血压下降至正常水平后再生育，或者去除病因后血压虽下降，但经观察一段时间仍然有不正常，再用药物调整至血压正常后，再考虑生育。

服用降压药的男性高血压患者要小孩阶段要注意什么呢？

（1）在选择药物的时候，尽量选择β受体阻滞剂（常用的有美托洛尔、比索洛尔和阿替洛尔）、二氢吡啶类钙通道拮抗剂（常用的有硝苯地平控释片、氨氯地平和非洛地平缓释片）和α受体阻滞剂（特拉唑嗪、哌唑嗪），或者是同时对α受体和β受体具有阻滞作用的药物，而尽量避免用血管紧张素转换酶抑制剂、血管紧张素Ⅱ受体1拮抗剂和利尿剂（常用的有氢氯噻嗪、呋塞米和螺内酯），对胎儿的影响比较大。所以对于男性高血压患者，如果准备要小孩，在就诊的时候一定要告诉医生，以便选择合适的药物。

（2）根据精子代谢周期为3个月的特点，如果既往在用血管紧张素转换酶抑制剂、血管紧张素Ⅱ受体1拮抗剂或利尿剂者，停止这些药物后，要过3个月的时间，受到药物影响的精子才能完全代谢清除。

（3）由于药物停止后在体内的代谢清除需要一个过程，一般认为最少要5个半衰期，保险的话，最好多留出一周至半个月的时间，也就是说，如果是更换药物的话，要彻底消除已经服用的一些禁忌药物的影响，从停药到准备要小孩，要准备3个半月的时间。

（4）根据临床经验，建议选择使用时间长、有大量的准爸爸使用过的久经考验的药物，其中以硝苯地平为首选。

（三）如何治疗妊娠高血压？

女性怀孕阶段是一个特殊的生理时期，由于怀孕的时候，母体需要负责胎儿的营养，势必增加准妈妈的负担，而由此引起的心血管疾病时常可以看到，特别是现在部分女性生二胎的年龄相对偏大，更容易发生心血管疾病，下面简单介绍准妈妈在怀孕期间容易得的心血管疾病之一——妊娠高血压。

1. 怀孕以后引起的高血压——妊娠高血压

妊娠高血压与怀孕密切相关，属于继发性高血压中的一种，一旦发生可能会随孕期的过程而加重，通过治疗，小孩出生后逐渐缓解，甚至可以恢复正常。但妊娠高血压容易导致蛋白尿和水肿，并且容易并发子痫，故妊娠高血压更需要注意严防子痫的

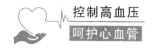

发生。

（1）妊娠高血压的发生时间：妊娠高血压具体发生机制不明，在怀孕中后期逐渐出现，在怀孕的早期，一般没有血压升高的表现，这与怀孕前合并高血压有本质的不同，孕前高血压是在怀孕以前就已经有高血压，并且需要用非药物方法和药物来治疗，妊娠高血压患者在怀孕的早期阶段血压不高，此阶段一般不使用治疗高血压的药物。大部分妊娠高血压患者的发生时间为怀孕后20周左右。

（2）妊娠高血压的临床表现：妊娠高血压主要由孕期常规检查发现，容易合并有水肿和蛋白尿，严重的可以合并先兆子痫或者子痫。

（3）小孩出生后患者妊娠高血压会如何进展：妊娠高血压患者在小孩出生以后，一般在严密监控血压的基础上，可以逐渐减少药物，这要根据血压的下降情况来决定，大部分患者血压会进展到不需要药物控制而恢复正常，这个时间点一般在产后6周左右，并且血压正常可以延续数年。但是即使不再怀孕，在若干年后，大概率还会出现高血压，每个人再次发生高血压的时间都不一样，虽然没有绝对规律可循，但是与家族是否有高血压遗传有一定关系，也有小部分患者从此以后需要药物控制，不能自行恢复为正常血压。如果再次怀孕的话，血压一定会在怀孕期间再次升高。

2. 妊娠高血压与子痫的关系

妊娠高血压与子痫之间有着比较密切的关系，过去曾经将妊娠高血压、先兆子痫与子痫统称为妊娠高血压综合征。

子痫被认为是妊娠高血压最严重的阶段，是妊娠高血压患者发生在产前、产时和产后不能用其他原因解释的抽搐或昏迷，可以危及孕产妇的生命，目前的病因还没有完全清楚，但是控制好妊娠高血压有助于防止和减少子痫或先兆子痫的发作。子痫或先兆子痫是围生期的重要并发症，值得高度重视。

（四）妊娠高血压患者血压降到多少合适？如何选择药物？

妊娠高血压治疗包括非药物治疗和药物治疗，由于妊娠的特殊性，既要顾及母体高血压导致的风险，又要顾及胎儿的安全性及胎儿的营养。

非药物治疗需要在产科医生的指导下进行，主要是通过饮食调节、注意休息、许可的运动来完成。

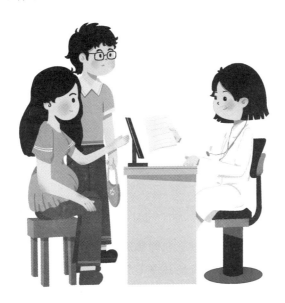

妊娠高血压的药物治疗，与一般的高血压患者在选择药物方面还是有不同，主要要顾及未出生的胎儿，所以在药物选择的时候尽量避免用血管紧张素转换酶抑制剂，或血管紧张素受体拮抗剂或利尿剂，但也有观点认为，噻嗪类利尿剂可以谨慎使用，由

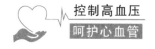

于氢氯噻嗪使用的时间比较长，指南推荐氢氯噻嗪可以应用。钙通道拮抗剂类降压药，特别是硝苯地平控释片，可以作为首选药，其原因是对胎儿的影响相对来说比较小，使用的时间长，安全性高；β受体阻滞剂（以美托洛尔使用为多）和α受体阻滞剂，也可以考虑使用。

由于孕妇需要考虑药物对胎儿的影响和高血压本身对怀孕的影响，大部分指南认可孕妇血压不超过160/100 mmHg是可以接受的，但如果这时母体已经有靶器官的损伤，是一定要将血压进一步降低到140/90 mmHg以下的。国内外防治指南都认可，血压大于140/90 mmHg的孕妇，血压可以降到140/90 mmHg以下，甚至可以进一步将血压降到130/80 mmHg以下，以最大限度地保护孕妇，但是由此而带来的问题是，这时候孕妇可能需要使用更大剂量的药物，而孕妇使用降压药物对胎儿可能会有潜在的影响。

由于怀孕的特殊情况，母体自身需要保证正常的血流灌注，而胎儿也靠母体供血供氧，也需要一定的血管灌注压力，所以目前的观点认为，有高血压的孕妇最好不要将血压降得太低，能够保持在130/80 mmHg左右比较好，既顾及母体的安全，也顾及胎儿的安全。

（五）如何治疗哺乳期高血压？

1. 女性高血压患者哺乳期的特殊性

女性高血压患者安全度过了妊娠期，小孩出生以后，面临着哺乳的问题，母亲服用的药物可能通过乳汁分泌出来，小孩吸入乳汁的同时也吸入了乳汁中的药物，所以哺乳期高血压的用药，既要考虑到母亲的安全，又要考虑到婴儿的安全，与妊娠期一样，都有特殊性。如果选择不哺乳的母亲，那么选择药物的时候将没有禁忌，与普通的高血压患者是一样的。

2. 女性高血压患者哺乳期药物选择

妊娠期可以选用的药物，哺乳期一般都能选用。哺乳期选用高血压药物有一定的原则：首先要对小孩的伤害小，其次要尽量在乳汁中的含量少，还有就是不能影响乳汁的分泌。

1）药物选择的类型。

哺乳期高血压与妊娠高血压相比，药物选择的原则没有大的变化，钙拮抗剂类、α受体阻滞剂类和β受体阻滞剂类药可以作为选择，尽量不选血管紧张素转化酶抑制剂和血管紧张素受体拮抗剂，以及利尿剂。

2）具体药物推荐。

有研究将哺乳期安全用药分为 5 级（$L_1 \sim L_5$），L_1 最安全，L_2 比较安全，L_3 中等安全，L_4 具有危险，L_5 禁止使用药物，从这个观点出发，L_4 及 L_5 建议不要用，L_3 谨慎考虑使用，尽量考虑 L_1 和 L_2 等级的药物。

（1）与妊娠期相同的药物推荐。

① 钙通道拮抗剂：对于钙离子拮抗剂类降压药来说，首选硝苯地平控制片（安全等级 L_2）。其他类型的钙离子拮抗剂，如氨氯地平（安全等级 L_3）和非洛地平（安全等级 L_3）用药经验相对前者来说少，不能使用硝苯地平者，可以谨慎考虑使用。非地平类钙通道拮抗剂类药物维拉帕米（安全等级 L_2）也可以考虑使用，但临床使用比较少。②β受体阻滞剂：对于妊娠期推荐首选拉贝洛尔（安全等级 L_2，同时具有 α 受体阻滞作用），其次是普萘洛尔（安全等级 L_2），美托洛尔（安全等级 L_3）也可以谨慎考虑选用。③α受体阻滞剂：这一类药物原本是高血压患者的次选药物，但是由于妊娠期和哺乳期的特殊性，可以作为首选药物。按指南推荐，甲基多巴（安全等级 L_2）可以作为首选，其次是肼苯达嗪（安全等级 L_2）。

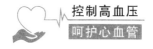

（2）与妊娠期不同的药物推荐。使用以上推荐的药物而血压不达标的情况下，可以使用，这一点与妊娠高血压截然不同，这是由于婴儿的神经系统发育与胎儿期相比完善，影响微小。在妊娠期可以少量使用的利尿剂氢氯噻嗪（安全等级 L_2）能使乳汁的分泌减少，最好不要使用，如果需要请小剂量使用，建议 12.5 mg，每天一次。

六、特殊类型高血压的治疗

（一）血压昼夜规律反常如何控制？

高血压的治疗不仅仅需要将血压降低到 140/90 mmHg 以下，更需要科学地控制异常的高血压和反常血压。

1. 正常血压的昼夜规律

在正常情况下，人体白天的血压要比晚上高，一般白天的平均血压要比晚上的平均血压高出 10%～20%，这种血压叫勺型血压。一旦不是勺型血压，就属于反常血压，这种反常血压，可以看成是高血压的一部分，或者可以认为属于高血压，需要降夜间血压，将其扭转为勺型血压。

2. 血压昼夜规律失调的表现

（1）非勺型高血压和反勺型高血压：如果夜间的平均血压比白天的平均血压低，但是没有达到低于 10%的幅度，这种情况就叫非勺型血压。如果夜间的平均血压比白天的平均血压高，这种情况就叫反勺型血压，更需要扭转为勺型血压。

（2）血压的晨峰现象：血压的晨峰现象指的是早上睡醒以后，一直到 10：00 左右这一段时间，因人而异，血压会不同程度地升高。这是由于夜间的迷走神经亢进，人在清醒的过程中及清醒以后，交感神经转为兴奋并且逐渐兴奋到最大状态，所以相当部分的人会表现出早上血压升高的现象。这就是典型的晨峰现象，晨峰现象增加了血液流动时对血管壁的压力，增加了血管的张力，且心率也会加快，同时增加了对血管壁的剪切力，会增加心血管疾病的风险，对于高血压患者，要尽量地消除晨峰血压，让心血管疾病的急性发生率降低。

（3）午后血压升高：午后血压升高，一般指的是 16：00－18：00这一段时间，有些人的时间跨度会大一点，也存在血压升高的现象，这也是人体从早上醒来之后到下午时间的一个反应，是从相对疲劳的状态的自身唤醒，以增加相对疲劳状态下的工作效率，其机制与晨峰现象相类似。对于高血压的患者，需要尽量消除午后血压升高的现象，以防止在这一段时间心血管疾病的发生。

3. 活动时血压下降

正常情况下，人体的血压随着活动的增多而升高，因为交感神经的兴奋随着活动的增加而增加，但是当活动时血压反而下降，就不符合人体的血压变化规律，这种病态的反常血压，往往预示着，冠状动脉出现了问题，是出现了供血不足的线索，提示已经有冠心病，需要进一步检查明确。

4. 科学地降低高血压和反常血压

不仅是血压升高的时候要降血压，也不仅是血压超过 140/90 mmHg 要降低血压，非勺型血压甚至反勺型血压也需要降低夜间平均血压至达到勺型血压，以达正常的血压峰谷比例。

5. 控制高血压和反常血压的方式

控制高血压和治疗反常血压的方式同样有非药物治疗和药物治疗的方式。非药物治疗，即建立健康的生活方式。药物治疗，主要有六大类药物，但是控制反常血压的方式，如控制非勺型血压、晨峰血压和午后血压高，可以依靠短效的药物在夜间睡前临

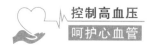

时加用、起床时加用和 14：00 左右加用，与高血压主张长效药物的使用有一点差别。

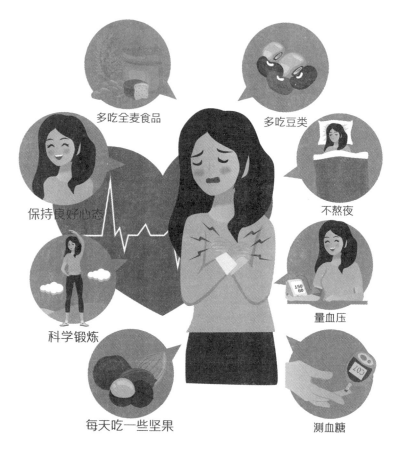

多吃全麦食品

多吃豆类

保持良好心态

不熬夜

科学锻炼

量血压

每天吃一些坚果

测血糖

6. 反常血压的危害

即使是正常的血压范围，只要出现了反常血压，如非勺型血压和反勺型血压、晨峰血压、午后血压升高，不管是否有高血压，都会增加心血管疾病的急性发生，严重的可以危及生命，所以需要尽量消除这些反常血压。

（二）何为隐匿性高血压？如何治疗？

高血压是心血管疾病的高发病之一，高血压有一些特殊情况，有时真假难辨，下面介绍一种与白大衣高血压相反的情况——隐匿性高血压。

1. 什么是隐匿性高血压？

隐匿性高血压是指在看医生的时候测量诊室血压正常，而非诊室血压包括动态血压监测或家庭自测血压却升高的高血压。首先明确这是高血压的一种，并且一般认为比白大衣高血压危害更严重，甚至比持续性高血压更有杀伤力，原因是去看医生时血压不高，不容易诊断出来，容易被医患忽视。

隐匿性高血压分两种情况：一种情况是没有服用降压药被诊断为隐匿性高血压；另一种情况是服用降压药后出现诊室血压达标而非诊室血压升高包括家庭自测血压和动态血压监测没有达标，说明血压确未达标，依据诊室血压检查认定血压达标是假象。

2. 隐匿性高血压产生的原因

目前认为隐匿性高血压与精神紧张、焦虑失眠、交感神经的兴奋性过度增高相关。还与性别（男多于女）、年龄（年龄越大可能性越大）、久坐不运动、有不良生活习惯（吸烟、大量饮酒）、超重或肥胖等因素相关。但在诊室测血压时血压不高的机制尚不明确。

3. 诊断隐匿性高血压的检查及诊断标准

需要测定诊室血压和非诊室血压，指南指出诊室血压低于 140/90 mmHg，而非诊室血压比诊室血压诊断标准收缩压和舒张压皆低 5 mmHg，在家自测血压超过 135/85 mmHg，或动态血压监测平均压高于 135/85 mmHg，就属于高血压。当然不同的指南对数值的规定稍有差异。

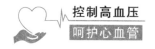
非勺型血压和反勺型血压也属于隐匿性高血压范畴。

隐匿性高血压要注意进行靶器官损伤的检查及动脉粥样硬化等心血管疾病危险因素的评估检查。

4. 隐匿性高血压的危害

隐匿性高血压患者患心血管疾病的危险性是血压达标者的2倍～3倍，发生靶器官损伤的风险一般认为与高血压病相似，而特殊类型的隐匿性高血压患者其发生高血压左心室肥厚和蛋白尿的风险经研究是正常勺型高血压患者的4倍～8倍。

隐匿性高血压同样会引起靶器官的损伤，并且由于诊室血压正常而具有一定的掩盖性，容易被忽视，造成的危害往往更大。它引起靶器官损伤与高血压引起靶器官损伤是一致的。

有研究认为：隐匿性高血压是一种高血压的前期表现，一般5年左右会进展到高血压。

5. 隐匿性高血压的治疗

隐匿性高血压的治疗与高血压的治疗手段是一样的，即包括非药物治疗和药物治疗。值得一提的是，由于国内外指南的更新，对于有靶器官损伤或动脉粥样硬化等心血管疾病危险因素多的患者，可以将血压降低到130/80 mmHg以下甚至更低一点（120/80 mmHg）。

6. 隐匿性高血压的预防

发现隐匿性高血压比发现高血压更难，如果有高血压家族史，需要定时体检和定时进行家庭自测血压。隐匿性高血压的预防方法与上述治疗部分的非药物治疗方法相同。

（三）何为白大衣高血压？如何治疗？

1. 白大衣高血压

白大衣高血压指患者在家里和诊室外测的血压都不高，动态血压监测也正常，但是每次到诊室就诊，血压就会升高。有人认为白大衣高血压准确地来说是诊室内高血压，因为在诊室内血压才升高。

2. 白大衣高血压产生的原因

白大衣效应表现为白大衣高血压，产生的根源还是压力、紧张或焦虑，这应该是潜意识的，跟患者交流的时候，往往看不到压力、紧张与焦虑的状态，但血压确实处于升高状态，应该与体内的交感神经系统与肾素-血管紧张素-醛固酮系统的激活相关。

3. 诊断白大衣高血压的检查

这个牵涉到诊室血压和诊室外血压。诊室血压就是诊室内测得的血压，诊室血压由医生测量，而诊室外血压包括家庭自测血压、医院诊室外自动化血压测量、动态血压监测，白大衣高血压患者除诊室血压升高之外，其他的血压测量值都应该在正常范围。在我国现阶段，准确易行的检查是做动态血压监测，可以结合家庭自测血压值诊断。

4. 难控制性白大衣高血压

难控制性白大衣高血压与白大衣高血压是两个不同的概念，白大衣高血压是平时诊室外没有高血压，而难控制性白大衣高血压患者，如果不用药物控制，除诊室血压升高以外，包括家庭自测血压和动态血压监测值都是升高的，而经过非药物治疗加药物治疗以后，诊室血压依然持续升高，但诊室血压以外的血压测量值却正常，这种情况就叫难控制性白大衣高血压。

5. 白大衣高血压的危害

白大衣高血压可以产生靶器官损伤，这与患者在不同的场合由于受到一定条件的刺激，反复地出现交感神经兴奋和肾素-血管紧张素-醛固酮系统的激活相关，这些靶器官损伤与高血压的靶器官损伤是一样的，所以不能说白大衣高血压一点危害都没有，一

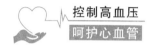

且发现白大衣高血压，需要查找是否有靶器官的损伤。

有人认为白大衣高血压患者，因为患者的交感神经系统和肾素-血管紧张素-醛固酮等系统容易被激活，在诊室外的场合，受到一定的刺激，也会被激活，随着时间的推移更容易发展成为高血压。

6. 白大衣高血压的治疗

非药物治疗是所有高血压治疗的基础，包括白大衣高血压，主要通过生活方式的改善，消除紧张的情绪，降低生活和工作的紧张度，同时注意饮食平衡，要低盐低脂饮食，控制体重，保持充足的睡眠等。

如果存在动脉粥样硬化等心血管疾病的其他危险因素，需要同步进行治疗，如高脂血症要降脂、高血糖要降糖等。

目前的观点认为，如果没有任何靶器官的损伤，白大衣高血压不需要药物治疗，但如果发现有靶器官的损伤，就需要对白大衣高血压进行药物治疗。药物治疗的药物种类应该首选抗交感和抗肾素-血管紧张素系统的药物，所以首选β受体阻滞剂和普利类药物或沙坦类药物。

7. 白大衣高血压的预防

白大衣高血压的预防可以用非药物治疗的方法，与白大衣高血压的非药物治疗是一样的，对于存在其他动脉粥样硬化等心血管疾病危险因素的患者，要控制其他所有能控制的危险因素，从而尽量防止白大衣高血压。

（四）非勺型高血压如何治疗？

非勺型高血压较勺型高血压的危害更大，需要及时发现并进行处理，其治疗方法其实与正常的高血压治疗理念是相同的，但是要结合一些具体的异常情况，如更注重高血压的时间治疗学，改变药物的使用时间，尽量将非勺型血压转为勺型血压。

1. 勺型高血压的标准

先来看看勺型高血压的标准，也就是血压是正常昼夜峰谷曲线的高血压应该达到什么标准？指南建议用动态血压监测来诊断高血压的标准：24 h 平均血压大于或等于 130/80 mmHg，白天平均血压大于或等于 135/85 mmHg，夜间平均血压大于或等于 120/70 mmHg，即诊断为高血压。由于勺型高血压和非勺型高血压的诊断大多数都依靠动态血压监测，故勺型高血压的夜间血压较白天血压会低 10％以上，正常血压应该是勺型高血压。

2. 非勺型高血压

从上面的勺型高血压可以理解，如果符合高血压的诊断标准，但夜间血压较白天血压降低不超过 10％，就认定为非勺型高血压，在临床上看到很多患者，白天的血压变化和夜间的血压变化几乎在一条水平线上，这就是非勺型高血压。夜间的平均血压比白天还高的，称为反勺型高血压，它是非勺型高血压中的一种特殊类型。

3. 非勺型高血压的治疗

1）治疗的目标。

（1）治疗目标值：非勺型高血压的目标值与勺型高血压的目标值是一样的，如果仅从动态血压的角度来观测，要求这个目标值平均压在 130/80 mmHg 以内，因为超过这个数字就是高血压了。

（2）恢复昼高夜低峰谷曲线：除了达到高血压的目标之外，还需要恢复昼夜峰谷曲线，夜间的平均血压要比白天的平均血压低 10％以上，这比勺型高血压治疗的难度更大。

2）非药物治疗。

从非勺型高血压的致病原因可以看出，生活方式不健康是非

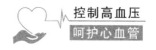

勾型高血压的重要致病原因，所以建立良好的生活方式至关重要。

3）药物治疗。

（1）调整降压药物种类或剂量：在药物的种类上，非勾型高血压的治疗与勾型高血压治疗没有大差别，主要通过调整药物的种类、药物的剂量甚至改变药物的剂型，来达到降血压和恢复昼夜曲线的目的。

（2）改变降压药物的服用时间：调整服药时间，特别是增加一些短效类药物和中效类药物，是恢复昼夜曲线的重要手段。对于一些反勾型高血压的患者，可以考虑在夜间或者睡前加用短、中效的降血压药物，更大力度降低夜间的血压，从而使昼夜血压曲线恢复正常。如对于老年男性患者（很多人合并有前列腺增生）来说，非勾型高血压可以在夜间加用α受体阻滞剂特拉唑嗪和哌唑嗪，以达到恢复昼夜节律的目的，同时还能改善前列腺增生引起的症状。这种方法从高血压的治疗角度可称作时间治疗学。

（3）去除心血管疾病的其他所有危险因素：心血管疾病的其他危险因素是导致非勾型高血压的重要原因之一，所以一旦发现高血压，要查找心血管疾病的其他危险因素，对于发现合并有高血压之外的其他危险因素，包括高血脂、高血糖、高血尿酸、高血同型半胱氨酸和高体重，需要用最大努力去除这些危险因素。

（五）何为 H 型高血压？如何治疗？

1. H 型高血压

一旦检测出血中的同型半胱氨酸增加，就是高同型半胱氨酸血症，如果高血压合并高同型半胱氨酸血症，这时高血压就称作 H 型高血压，因为同型半胱氨酸的英语是 Homocysteine，高同型半胱氨酸英语是 Hypercorrection，其第 1 个字母都是 H，所以将伴有同型半胱氨酸升高的高血压称作 H 型高血压。

2. 同型半胱氨酸的正常值及合并有高血压者同型半胱氨酸的正常值

一般将同型半胱氨酸的正常值定在 15 $\mu mol/L$ 以内，超过这个数字就是高同型半胱氨酸血症，这是患动脉粥样硬化危险度低的人的界值。

目前认为同型半胱氨酸界值的制定与心脑血管疾病的患病风险是密切相关的，患心脑血管疾病的风险越高，界值就应该定得越低。血脂包括总胆固醇和低密度脂蛋白胆固醇也是这样的，特别是低密度脂蛋白胆固醇，已经患有心血管疾病和没有患心血管疾病时，界值是不一样的。

当动脉粥样硬化等心血管疾病的危险度比较高的时候，可以理解为危险因素比较多的时候，如合并有高血压、高血脂、高血糖等多个危险因素的时候，同型半胱氨酸的界值定位就要前移。

有研究表明，对冠心病的高危风险者，同型半胱氨酸大于 6.5 $\mu mol/L$，患冠心病的风险逐渐增高，大于 10 $\mu mol/L$，升高的幅度更大。还有其他的很多研究，都提示同型半胱氨酸大于 10 $\mu mol/L$，特别是心血管疾病的高危患者，其心血管疾病发生率呈直线上升。基于以上原因，现在有学者认为同型半胱氨酸的正常值应该前移到 12 $\mu mol/L$ 或 10 $\mu mol/L$。

美国高血压协会和脑卒中协会在 2006 年就将高同型半胱氨酸列为心脑血管疾病的危险因素之一，并且将临界值定在 10 $\mu mol/L$，建议高于这个数字需要进行处理。

《中国 H 型高血压的诊断和治疗专家共识》也将高血压合并高同型半胱氨酸的界值定为 10 $\mu mol/L$。

3. MTHFR _C677T_ 编码基因异常与高同型半胱氨酸血症

亚甲基四氢叶酸还原酶（MTHFR）是同型半胱氨酸代谢中重要的酶，这种酶存在着先天性的缺陷，即 MTHFR 存在着编码基

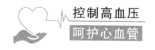
因的多态性——$C677T$，就会导致同型半胱氨酸的代谢异常，从而升高同型半胱氨酸值，中国高血压患者中这种基因变异人群达到了 25%。

4. 高同型半胱氨酸血症的危害

高同型半胱氨酸血症是动脉粥样硬化的危险因素之一，它可以损伤血管的内皮细胞，促进氧化应激反应，容易形成动脉粥样硬化斑块，并造成血管的狭窄，而动脉的病变也会产生血压的改变，所以它对高血压也有影响。

5. 高血压合并高同型半胱氨酸血症的治疗

除了寻找高血压的致病因素（有病因去除病因）和通过非药物结合药物的方法降低血压之外，采取措施降低升高的同型半胱氨酸，在饮食中多服用含有维生素 B_6、维生素 B_{12} 和叶酸丰富的食物，并且可以通过药物补充的形式加强这几种物质的摄取，来降低同型半胱氨酸值。力图将高血压合并高血同型半胱氨酸血症的同型半胱氨酸降到 $10\ \mu mol/L$ 以下，如果发生动脉粥样硬化等心血管疾病的危险度很高，甚至已经发生了动脉粥样硬化等心血管疾病，甚至可以将同型半胱氨酸值降到更低水平。

6. 高血压合并高同型半胱氨酸血症的流行病学

调查发现，高血压合并高同型半胱氨酸血症的人高达 80%，所以同步处理高血压患者合并的同型半胱氨酸升高非常必要，但是目前重视得还不够，需要进一步加强监测，并及时做出处理。

（六）什么是高血压的晨峰现象？如何管理晨峰血压？

人的血压在一天中不会固定在一个值，人在出生后成长的过程中，慢慢地形成了自己的作息节律，白天工作生活时间和夜间休息时间是绝大多数人的生活规律。这种正常状态下的血压变异，与人体的生物节奏有关系，这也是常说的"生物钟"。

深夜绝大多数人都处于睡眠状态，这个时候的血压是全天内最低的，醒后，交感神经的兴奋由低变至 1 d 内的最高状态，血压升高、心跳加快，心排血量增加，这个现象一般持续数个小时，部分观点认为是苏醒后至 2 h 的状态，大部分认同时间约是覆盖6∶00 至 10∶00 的时间段，这种现象就称作晨峰现象。普遍认为人的血压一天的峰值有两个，除了晨峰现象之外，还有一个午后峰值，也就是 16∶00－18∶00，血压也会呈一个小高峰状态，这个午后峰值现象和晨峰现象一样，是大部分人的正常生理现象之一。人的夜间血压，特别是在睡眠状态下，是一天内最低的，比白天血压降低 10％～20％，当人血压在正常状态下，血压在正常范围内的波动，造成的危害很小。

当人血压升高时，即患有高血压以后，处于高血压状态，这个时候的晨峰现象就有比较大的问题，高血压的患者往往有血管顺应性的问题，部分已经造成了血管损伤。目前一些共识或共同的观点：高血压的晨峰现象，是发生心血管疾病的独立危险因素，也就是说，过高的晨峰血压阶段会引发心血管疾病的急性发作，它是急性心肌梗死、脑出血、脑梗死、各种心律失常（包括危险性心律失常），甚至心源性死亡的高危时间阶段，所以高血压的患者，如果晨峰血压比较严重，需要重视，要尽量将高血压的晨峰现象消除。

家庭自测血压、动态血压检测都是发现晨峰高血压很好的手段。消除晨峰现象的方法有非药物方法和药物方法，二者可以相结合。非药物的方法是高血压的患者起床尽量慢一点，醒后不要立即起床，从醒后到行走的过程可以长一点，让交感神经处于相对缓慢的逐渐兴奋过程中，以避免血压的急性升高，并且体位改变的时候注意，动作要缓慢，这样引起重要器官灌注不足而改变自主神经兴奋性的可能性就相对较小。在清晨尽量避免情绪波动，

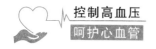
体力负荷比较大的体育运动尽量避免高血压的晨峰时间，建立健康的生活方式也是消除晨峰血压的根本的方式。药物治疗则让药物尽量覆盖到晨峰阶段，以降低晨峰血压，具体方法有尽量采用长效制剂，因为药物的效果持续时间很长，覆盖了晨峰的时间段；可以改变药物的服用时间，如建议起床即服用降压药，如果夜间血压也高者，可以考虑在睡前服用长效降压药；如果晨峰血压特别突出明显的，可以起床后立即加服短效制剂，以控制过高的晨峰血压。

（七）什么是急进性高血压和恶性高血压？

90％的高血压患者没有临床症状，但在高血压的病程中有一些特殊类型的高血压——急进性高血压和恶性高血压，下面来看看什么是急进性高血压和恶性高血压，它们之间有什么联系，与通常所说的高血压有什么不一样。

1. 急进性高血压

顾名思义，急进性高血压可以理解成短时间内发展很快的高血压，是在高血压的病程中，突然受到某个因素的影响，而诱发了血压在短期出现升高，靶器官的损伤速度很快，较短的时间内出现靶器官损伤和功能异常，但应该还在代偿范围内。

2. 恶性高血压

有些专业书将急进性高血压和恶性高血压两个连在一起，说明它们之间存在着千丝万缕的联系，急进性高血压可以视为恶性高血压的前期表现，靶器官的损伤更轻，恶性高血压的进展更快，短时间内靶器官严重损伤，且器官的功能失代偿（不足以维持正常的人体功能活动），危及生命，如不能找到器官功能的改善办法，将很快出现生命危险。

3. 急进性高血压和恶性高血压的表现

急进性高血压或恶性高血压多见于年轻人或中年人，血压在短期内都比较高，常超过 200/130 mmHg，特别是舒张压，有的教科书强调舒张压在 140 mmHg 以上才可以诊断为急进性高血压。

急进性高血压和恶性高血压相对而言出现临床症状的人比较多，而这些临床症状如果一旦出现就及时就医，情况会好很多，但是也有小部分患者没有严重的临床症状，一发现高血压就出现了肾功能衰竭。最常见的临床表现还是头痛、头昏、心慌、胸闷。根据靶器官的不同和靶器官损伤程度的不同，还可以出现靶器官功能受损的表现，如出现脑颅内高压表现、急性肾衰表现、呼吸困难的表现等，所以平时一旦有不舒服的感觉要及时就医。

4. 容易发展为急进性高血压或恶性高血压的患者

有部分患者原来有高血压的病史，没有经过处理，突然病情加重，比血压降至正常者更容易得急进性高血压或恶性高血压；相对而言继发性高血压患者如果不及时去除继发因素，相当部分人用药物降压效果都不好，这部分人更容易发生急进性高血压和恶性高血压，所以不管是原发性高血压还是继发性高血压，血压达标是"王道"。

5. 急进性高血压、恶性高血压、高血压脑病和高血压危象的联系

急进性高血压发展下去，特别是恶性高血压发展下去，都可以引起高血压脑病，或者高血压危象，这几个诊断在短期内血压严重升高引起脑损伤的患者中可以交叉诊断或者重复诊断；但高血压危象的诊断，起病更急，时间更短，一旦发现需要马上治疗，且高血压急症，需要立刻静脉使用降压药物治疗。

6. 急进性高血压和恶性高血压的治疗方法

目前的主要方法是药物治疗，因为血压很高，且降压的效果

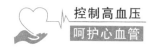

相对不好，所以强调联合用药，同时考虑到靶器官的灌注情况，因为它跟高血压危象还是有差别，血压升高还是有个过程，相对于高血压危象来说要好很多，所以降血压最好采用逐步降低的方法，以保证重要器官的灌注供血，这也是通常所说的，不要马上一步到位地把血压降到正常值，而是一步一个台阶下降，让人体对血压下降的调节有个缓冲的过程，最终逐渐把血压降到目标位。可先采取静脉用药，逐步过渡到口服用药。

7. 急进性高血压和恶性高血压的预防

预防高血压和治疗高血压，是预防急进性高血压或恶性高血压的根本手段，不管是预防还是治疗，都强调动脉粥样硬化等心血管疾病危险因子的去除，包括血压、血糖、血脂、血尿酸、同型半胱氨酸和体重等危险因素的控制，还强调建立良好的生活方式，包括禁烟戒酒，低盐低脂且平衡饮食，降低生活工作节奏，控制好自己的情绪，保持充足的睡眠，积极体育锻炼并且持之以恒，天气变化的时候注意保暖，这样就不容易发生急进性高血压和恶性高血压。一旦非药物治疗没有将血压降到正常，要毫不犹豫地进行药物治疗。

七、高血压的并发症及其防治

（一）高血压为何会引起头昏？怎么治疗和预防？

在心血管疾病的门诊经常有头昏的患者就诊，其中有相当一部分人是高血压或者血压的波动所引起的。下面就来看看，头昏的主要原因有哪些？怎么来治疗和预防？

1. 头昏

头昏是一种头部不适的感觉，感觉头部沉重、精神萎靡、全身乏力、昏昏欲睡，影响工作和生活，严重的可以有头部昏胀、眼冒金星等症状，甚至可以出现短暂性的脑缺血发作导致意识一过性丧失。

2. 头昏的根本原因

脑部的供血、供氧或者参与脑细胞能量代谢的物质缺乏，影响脑细胞的正常生理代谢，导致脑细胞的功能出现了问题。有些心理的原因或劳累导致神经功能失调，也可能会产生头昏。

3. 引起头昏的疾病

（1）高血压：血压的高低能够影响到脑血管的灌注，高血压都会使脑血管的灌注减少。有部分高血压患者首诊是以头昏症状来的。如果在脑血管有病变的情况下，过高的血压还可能出现风险，可以导致脑动脉瘤的破裂或者脑动脉粥样硬化斑块的破裂，发生脑出血或脑血栓。高血压患者在血压波动时，会引起脑的灌注压发生改变，从而使血灌注量发生改变。

（2）影响脑部供血的疾病：影响脑部供血的疾病有很多，脑血管本身的病变导致的狭窄、脑部的微血管病变、脑部的供血突然中断（出血和梗死）都可以引起头昏。心血管系统引起的脑部供血不够，除了心率太慢（病态窦房结综合征）引起脑部供血不足以外，心率太快（室性心动过速和室颤）或者节律不齐引起的心脏长停搏（窦房传导阻滞或者房室传导阻滞等引起）都可以引起脑部的供血不足，而过低的血压也使脑的灌注压不够，由于心脏流出道梗阻，而导致心脏射血不足，脑血流灌注量自然发生改变，从而引起头昏。

（3）脑部的供氧减少：即使血管本身没有问题，但是由于血液成分的改变，导致血氧的浓度降低，比如由于贫血或者红细胞功能障碍导致红细胞的带氧能力减少；还有外界的氧浓度降低，如在高原地区或者在缺氧的环境下，也可以导致头昏，煤气中毒

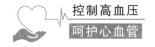
的早期就是一个典型的例子；还有平时在气压比较低的时候，小部分人可以感觉到头昏。由于呼吸系统的病变，如慢性支气管炎，或者肺心病，外界的氧浓度虽然正常，但是不能使氧气与血液得到充分的交换，氧气不能够充分进入血液系统，从而引起脑部的缺氧。脑部本身的病变，导致脑的摄氧能力差，如脑局部有缺血、占位、压迫等。

（4）脑细胞正常的能量代谢物质缺乏：低血糖算是一个典型的例子，血糖的减少导致脑细胞正常代谢的能量物质摄取不够而出现头昏。其他营养物质也会出现类似的情况，包括营养不良状态下出现的一些营养物质缺乏。所以久病体虚的人、严重营养不良的人，体位稍微改变，就会出现头昏的现象。

（5）疲劳、睡眠不足等引起的神经功能失调：这种现象在现实生活中是比较常见的，如休息不好、过度疲劳或者睡眠不足的时候，可以引起头昏，这主要是由神经功能失调导致的头昏。

（6）体位快速改变而导致自主神经功能障碍，继而引起血压下降，或者心率过慢，都可以引起头昏。

4. 头昏的治疗

头昏的治疗主要是针对病因的治疗，包括非药物治疗和药物治疗，要分析是什么原因引起的头昏，如果是高血压导致的头昏，要及时将血压降下来。如果是心脏原因引起的头昏，要治疗心脏，如心跳太慢引起的头昏，要安装人工心脏起搏器。脑部病变和脑血管的原因要治疗脑的病变，经常使用的有扩张脑血管的药物，如笔特异性的脑血管扩张剂氟桂利嗪（西比灵），主要是改善脑的供血。供氧原因引起的头昏，去除这个原因，如缺氧时增加氧的供应，在高原缺氧时吸氧就有帮助，可以解决头昏的问题。如果是过度疲劳，或者睡眠障碍引起的头昏，应该解决休息与睡眠的问题。

5. 头昏的预防

改变不良的生活方式，戒烟戒酒，低盐低脂饮食，控制情绪，做到心情舒畅，保持充足睡眠，生活工作张弛有度，避免过劳，防治包括高血压在内的心血管疾病危险因素，坚持科学的体育锻炼。

（二）高血压合并左心室肥厚有什么危害？如何治疗？

高血压可以引起左心室肥厚，高血压合并左心室肥厚在高血压人群中的发病率相当高，达43%。

1. 高血压合并左心室肥厚的形成原因

（1）左心室射血阻力增加：由于左心室射血受到血压升高的阻力，比血压不高时受到的阻力更大，左心室射血就要更加用力，左心室壁的心肌就会肥厚，这跟人平时劳动锻炼是一样的，如果一个人坚持举重的话，手臂的肌肉就会更加粗壮，这是一个道理。对于心肌细胞来说，心室壁机械压力增加，会引起心肌细胞信号转导出问题，而它发生的结果就是冠状动脉的微血管出现病变，心肌胶原纤维的生成和破坏失衡。

（2）激活了肾素-血管紧张素-醛固酮系统：由于高血压激活了肾素-血管紧张素-醛固酮系统，使得血管紧张素Ⅱ的生成增加，对血管产生收缩作用，醛固酮分泌增多，导致体内钠和水的潴留，这些都会引起心肌细胞的损伤和纤维化。

（3）激活了交感神经系统：交感神经系统对人的生理活动起调节作用，白天的交感神经活动活跃，晚上的迷走神经张力更高，激活交感神经系统可以使心跳加快和心肌的耗氧量增加，还可以使心肌细胞内外的信号调节出现障碍，导致胶原蛋白合成失衡，引起左心室肥厚。

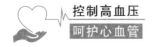

2. 高血压合并左心室肥厚的检查方式

（1）普通导联的心电图：V1 导联的负向波，加上 V5 导联的正向波，如果大于 3.5 mV 就可以诊断，当然有的指南规定的数字有轻微的差别。中国高血压指南 2018 年规定的标准是大于 3.8 mV，或者电压与时间的乘积大于 244 mV·ms，或者 V5 或 V6 导联的正向波大于 2.5 mV。

（2）心脏超声：心脏超声可以发现左心室肥厚，有几个主要的指标。最主要的是左心室质量指数，男性超过 115 g/cm²，女性超过 95 g/cm² 就是左心室肥厚。如果不能查左心室质量指数，就看间隔和左心室后壁的厚度，超过 1.1cm 就要考虑是左心室肥厚。

（3）心脏的核磁共振：这是检查左心室肥厚最精确的办法，费用昂贵，一般不作常规用，必要的时候才采用。

（4）心脏的 X 线检查：由于左心室肥厚相差不过几毫米，所以在普通的 X 线片上比较难分辨，一旦发现心脏扩大，基本上左心室已经扩张了，所以很少用 X 线检查来早期诊断左心室肥厚。

3. 高血压合并左心室肥厚的危害

（1）降低冠状动脉的血流储备：一方面是冠状动脉的微血管出现病变，导致冠状动脉血流储备下降；另一方面是冠状动脉粥样硬化导致管腔的狭窄，从而降低心脏的冠脉血流储备，狭窄程度越高，血流储备就越小。血流储备好的意思就是当心脏需要增加供血的时候，它能够增加，但是当血管有狭窄的时候，它就不能够相应地增加供血，所以狭窄程度越重，储备就越小。冠心病患者冠状动脉的狭窄程度超过了 50%，所以血流储备受到了严重的影响。

（2）增加室性心律失常的发生概率：左心室肥厚容易引起室性心律失常，特别是恶性的或者危险性的室性心律失常，如心室扑动和颤动，可以危及生命，也可以引起房性心律失常。

（3）影响左心室的功能：左心室向心性肥厚可以引起心室的舒张功能不全（舒张性心衰），离心性肥厚可以引起收缩功能不全（收缩性心衰）和舒张功能不全，所以左心室的功能受到严重的影响，导致心衰的发生。

（4）增加肾脏和主要心血管疾病及死亡的风险：增加了高血压靶器官损伤的风险，如肾脏的损伤和主要心血管疾病的风险，包括了心肌梗死、脑卒中等，甚至是死亡的风险。

4. 高血压合并左心室肥厚的治疗

高血压合并左心室肥厚的患者，不但需要把血压降低，还需要考虑逆转左心室肥厚，这个就是通常所说的降血压之外的考虑，所有的降低血压的药物都能够在某种程度上逆转左心室肥厚，但是程度有所不同。降血压同时逆转左心室肥厚最好的药物当属血管紧张素受体拮抗剂和血管紧张素转换酶抑制剂，它们逆转左心室肥厚的幅度是最大的。钙通道阻滞剂对左心室逆转的幅度会小于转换酶抑制剂或血管紧张素受体拮抗剂，但大于利尿剂和β受体阻滞剂。也有研究认为逆转左心室肥厚的幅度排前三的是血管紧张素受体拮抗剂、钙通道阻滞剂和血管紧张素转换酶抑制剂。一般经过半年以上的治疗，绝大部分都能够得到逆转。

有专家推荐沙库巴曲缬沙坦（诺心妥）作为逆转左心室肥厚的首选之一，它是脑啡肽酶抑制剂沙库巴曲和血管紧张素受体拮抗剂缬沙坦的共晶体。

（三）高血压与动脉粥样硬化之间的关系是什么样的？

高血压和动脉粥样硬化都是临床上常见的心血管疾病，有高血压者可以发生动脉粥样硬化，有动脉粥样硬化者也可以发生高血压，但是不是有高血压者一定有动脉粥样硬化？它们之间的关系究竟是什么样的？下面来探讨一下。

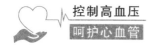
1. 高血压是引起动脉粥样硬化的重要原因之一

中国的高血压患者约 2.45 亿人，不管是何种原因引起的高血压，都需要将血压降低到目标值。长期的血压升高会导致动脉粥样硬化，其原因是血压升高会引起血管内膜的损伤，使血管内膜的通透性发生改变，从而使血管内的低密度脂蛋白胆固醇（LDL）透过血管内膜而进入内膜下，被内膜下的巨噬细胞吞噬而变成泡沫细胞，同时低密度脂蛋白胆固醇还在内膜下氧化，与一些黏附分子和纤维蛋白相结合而形成动脉粥样硬化斑块。早期形成的动脉粥样硬化在脂纹期通过适当的治疗是可以逆转消退的，已经形成了动脉粥样硬化斑块，只能将软斑块里面的泡沫细胞等（含低密度脂蛋白胆固醇）去掉，让这个斑块变成硬斑块而稳定，所以软斑块的治疗目标之一是要让它变成稳定的硬斑块，但是斑块还会造成血管的狭窄，如果动脉血管已经形成了动脉粥样硬斑块，特别是硬斑块引起的血管狭窄程度超过 70％，就需要将严重的狭窄解除，以恢复血管的供血，这就需要做血管的再通治疗。如果狭窄程度低于 60％，可以考虑药物保守治疗；60％～70％ 的狭窄，如果患者已经有临床缺血的症状，药物治疗效果不好，就要考虑做冠状动脉血管的冠状动脉血流储备（FFR）测定检查，FFR 如果小于 0.75 要做血管再通治疗，在 0.75～0.80 且有缺血的临床症状，考虑做血管的再通治疗；如果没有临床症状，则进行药物保守治疗。血管再通的方法有搭桥和安装支架等。从上面叙述可以看出，高血压是引起动脉粥样硬化的主要原因之一，但并不是唯一原因。

2. 高血压是引起动脉粥样硬化斑块破裂的重要原因

对于已经有动脉粥样硬化的患者，高血压不仅会引起血管内膜的损伤，还会增加对已经形成动脉粥样硬化斑块的剪切力和冲击力，使得软斑块更容易破裂，血压越高，软斑块破裂的可能性越大。软斑块一旦破裂，就会引起急性的血管疾病，破裂的斑块很快就会与管腔内的血液成分包括血小板和红细胞等形成新鲜的血栓而阻碍血管内的血流通过。如果血栓完全将冠状动脉血管堵塞，就会导致急性心肌梗死，没有完全堵塞但堵塞了血管的大部分就会产生心绞痛。所以血压的急剧升高波动往往会导致急性心脑血管疾病的发生。

3. 降低高血压可以减少动脉粥样硬化的发生

由于高血压与动脉粥样硬化之间有一定的因果关系，降低升高的血压可以减少动脉粥样硬化的发生，这个已经成为全球的共识，所以血压必须降到要求的范围，高血压患者如果能够将血压降到 130/80 mmHg 以下最好，如果有困难，最少要降到 140/90 mmHg 以下。已经有动脉粥样硬化，或者糖尿病，或者已经发生了蛋白尿的患者，一定要将血压降到 130/80 mmHg 以下。

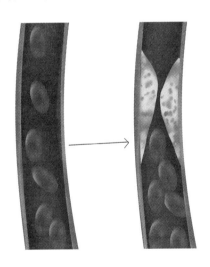

4. 高血压不一定会导致动脉粥样硬化

高血压一定会导致动脉粥样硬化的论断是成立的，但是，高

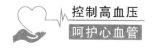
血压患者形成动脉粥样硬化的时间是不一样的，所以不能说有高血压一定有动脉粥样硬化。

5. 有动脉粥样硬化者不一定有高血压

动脉粥样硬化可以是全身动脉的硬化，包括冠状动脉粥样硬化、脑动脉粥样硬化、颈动脉粥样硬化、肾动脉粥样硬化和其他周围动脉包括双上肢和双下肢的动脉粥样硬化。严重的冠状动脉粥样硬化就称为冠心病。已经明确有动脉粥样硬化者不一定有高血压，因为导致动脉粥样硬化的危险因素可以有很多，现在已知的有高脂血症、糖尿病、空腹血糖异常和餐后血糖异常、高尿酸血症和高同型半胱氨酸血症，以及胰岛素抵抗，还有一些人为不能控制的因素，如年龄因素（年龄越大，发生动脉粥样硬化的概率也越大）、遗传因素。高血压只是其中的一个主要原因之一，所以说有动脉粥样硬化者不一定有高血压。

6. 治疗动脉粥样硬化有助于降低血压

一旦发生动脉粥样硬化，一定要积极治疗，改善血管的顺应性和弹性，从而有助于血压的下降，所以治疗动脉粥样硬化和降低高血压其效果是相辅相成的。

（四）什么是高血压脑病？

绝大部分高血压患者没有临床症状，所以高血压在临床上很容易被人忽视，被称为"无声杀手"，但在高血压整个病程中，也有可能会出现一些特殊的问题，高血压脑病就是其中的一种。

1. 高血压脑病

高血压脑病，顾名思义，就是由于高血压而造成脑部病变。广义来说，高血压脑病包括了高血压引起脑部的所有病变，但是通常所指的高血压脑病，是血压由于某种原因突然急剧增高，超过了脑血管对自身血流的最高调节能力，脑部的血流发生高灌注现象，导致脑组织的水肿，以及脑的急性功能障碍。一般高血压脑病患者的舒张压都超过 140 mmHg，一些特殊人群也往往有 120 mmHg以上。

2. 发生高血压脑病的原因

高血压脑病患者一般都有高血压的病史，在此基础上有一些特殊的诱发因素，包括温度的改变、气候明显变化、海拔明显改变、其他低氧环境、情绪剧烈波动、受到重大打击、睡眠严重失调、突然遇到压力等。有些药物突然撤出也可能会导致高血压脑病，但现在几乎看不到这种情况，因为这些药物很少用，如甲基多巴。值得一提的是颈动脉内膜剥离术后有可能会导致高血压脑病的并发症。

3. 高血压脑病的表现

高血压脑病一般起病急剧，血压的急剧升高造成血压过高，以及颅内高压。血压过高可以出现脑血管痉挛，脑动脉粥样硬化斑块破裂，脑血管壁承受的压力加大，脑组织水肿，可以引起头昏、头痛、恶心、呕吐、视力模糊、烦躁不安、抽搐、半身不遂，甚至出现昏迷、意识障碍。其中头痛、呕吐和眼底视盘水肿，通常被称为颅内高压的三联征，而头痛、抽搐和意识障碍是高血压脑病的三联征。为什么会出现颅内高压呢？这是由于脑组织肿胀，其体积会增大，但是由于脑组织固定在颅骨内，颅骨不会随着脑组织的膨胀而扩大，所以造成脑内的压力增高。通常所说的脑疝，就是颅内的脑组织在过高压力挤压下向颅底部挤压移动，只有头颅底有一个枕骨大孔无颅骨包裹可以通过，可导致呼吸中枢被嵌顿于枕骨大孔而导致呼吸的停止，有致命危险。

4. 高血压脑病的检查和诊断

高血压脑病患者舒张压通常很高，临床症状必须有脑部的临床表现，头颅的影像学检查能够帮助诊断，主要是 CT 检查和磁共

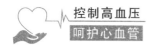
振检查，眼底检查可见视盘水肿，脑电图检查也会出现异常。

5. 高血压脑病的治疗

高血压脑病治疗的两大关键是降低血压、消除或缓解脑水肿，及时就医是关键。

6. 高血压脑病的危害及预防

主要引起脑部的损伤，包括脑组织肿胀造成的脑部功能损伤，以及颅内高压带来的脑疝风险，可能产生后遗症，并且可能危及生命。所以预防高血压脑病是关键，从高血压脑病的诱因可以看出，坚持健康的生活方式，提高自己抗压能力，尽快适应环境的变化是预防高血压脑病的重要手段，一旦有头部不适的症状，要及时上医院诊断和治疗，以免延误病情。

（五）高血压与脑卒中有关系吗？

血压高可能会引发脑卒中，大家已经有一定的认知，这里的血压高有两层意义，一是血压长期高于正常，没有得到很好的控制，导致的损伤属于慢性损伤，是动脉粥样硬化等心血管疾病的重要元凶；一是血压在短时间内波动升高，使动脉壁承受的压力增加。

1. 高血压引起脑出血

引起脑出血的原因有很多，但高血压无疑是一个重要的因素，其根本的原因是，高血压导致脑动脉粥样硬化，或者脑动脉本身存在着动脉瘤，高血压的波动导致脑动脉的破裂或者脑动脉瘤的破裂。

1）高血压引起脑部动脉粥样硬化。

高血压是引起动脉粥样硬化的重要因素，脑动脉粥样硬化也是其中之一，特别是脑的细小动脉粥样硬化后，如果血压波动性地升高，对脑动脉的压力增加，可以引起脑动脉破裂出血，出血的血肿压迫脑组织，会导致脑的功能障碍内出现脑卒中。

2）高血压对本身存在脑动脉瘤患者的影响。

本身存在着脑动脉瘤的患者，在血压波动的时候，脑动脉瘤承受的压力会更大，由于脑动脉瘤的动脉壁本身就比较薄，脑动脉瘤也有着更容易破裂的风险，一旦破裂就会在破裂处脑的局部形成血肿，压迫脑组织，致被压迫的脑组织功能受到影响，出现脑卒中。

3）高血压合并脑出血的治疗。

一旦出现脑出血，要以最快的速度将患者送到医院，如患者无意识、肢体运动和口齿障碍，出血量小于 30 ml，可以观察；出血量在30～60 ml，如果出现了运动障碍，或者意识障碍，宜尽快手术，无症状轻微则可以观察，但需要密切观察；出血量大于60 ml，需要尽快手术，越早清除血肿，脑组织受到压迫时间越短，脑功能的恢复越快，治疗的效果越好，一旦出现颅内高压，如医生建议手术，要当机立断，尽快手术，以免造成严重的不良后果。

除手术治疗外，药物治疗是基础治疗，分为止血治疗和降压治疗，止血治疗与其他的出血一样，没有特殊性，但降压治疗，与一般的高血压治疗相比，高血压合并脑出血的治疗不主张短时间内急剧地降低血压，将收缩压降低到 150 mmHg 左右就行，待急性期过后再慢慢降低到平时需要的目标位。当然，由于脑内存在血肿，会产生颅内高压，此时需要脱水利尿治疗，以减轻颅内的压力。

2. 高血压导致脑梗死

高血压导致脑梗死也与动脉粥样硬化相关，高血压容易导致脑动脉粥样硬化，如果脑动脉粥样硬化存在软斑块，在血压波动升高、心跳加快的状态下，血压对软斑块的冲击力就会加大，包括压力和剪切力都会加大，可以引起软斑块的破裂，一旦出现斑

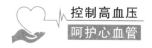
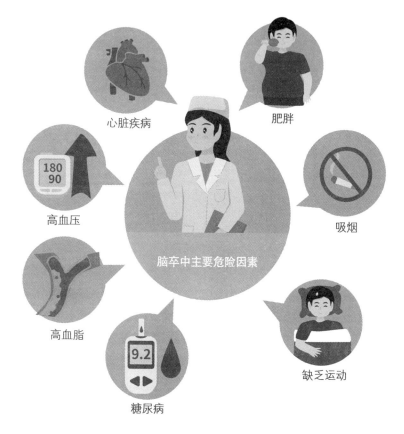

心脏疾病

肥胖

高血压

吸烟

高血脂

脑卒中主要危险因素

糖尿病

缺乏运动

块破裂，软斑块中可以流动的黏附分子、泡沫细胞就会往斑块外流，会导致血小板的黏附聚集激活，继而形成血栓，将血管堵塞，那么这支脑动脉所供应的脑细胞就会由于缺血而坏死。故一旦出现了高血压合并脑梗死，应该尽快地赶到医院，一般 3 h 内能够赶到医院治疗的效果是最好的，越早越好，越早到医院，脑细胞坏死就越少，这个时候可以进行早期的溶栓，在 6 h 内都可以进行溶栓治疗，将血管内形成的血栓消除掉，以挽救缺血的脑细胞。

除了溶栓治疗，还可以进行营养脑细胞的治疗和降低颅内压力的治疗，同时需要降压治疗，收缩压主张降到 150 mmHg 左右，待病情稳定后，再进一步降低到目标位。

（六）如何治疗和预防高血压合并脑出血？

脑出血（俗称脑溢血）是高血压的一个严重并发症，多见于血压控制不好引发脑血管损伤（脑动脉粥样硬化）的患者，特别是在冬天，脑出血的发生率明显地增加。

1. 高血压并发脑出血的原因

高血压合并脑出血一般冬季发病率高于夏季，高血压患者如果血压没有得到很好的控制，可以导致脑血管颅内小动脉和深穿支动脉粥样硬化，动脉壁容易出现坏死、变性，以及导致小动脉或微动脉瘤，当发生血压波动或者血压急骤升高的时候容易出现脑动脉破裂出血。由于颅内动脉壁较薄，如果长时间痉挛，也可以导致动脉壁的缺氧坏死，出现脑出血。血压波动的诱因往往与饮酒、疲劳、紧张、情绪激动或者体力活动相关联，如果合并脑动脉瘤的患者，则更容易出现脑出血，所以高血压患者控制好血压并避免血压的波动非常重要。

2. 高血压并发脑出血的前期表现

如果突然感觉一侧肢体麻木、没有力气或者手不能拿住物体，说话声音改变或者说话口齿不清，口角歪斜，走路不稳往一边偏、站立不稳，头晕、头昏、头痛，视力减退、视物旋转，以上症状可以是一过性的，如果发生，值得重视，可能是高血压合并脑出血的前期表现。

3. 高血压发生脑出血的临床表现

高血压合并脑出血的临床表现，与出血量的多少及出血的部位密切相关，多发生于 50 岁以上的人。大多数患者突然感觉到头

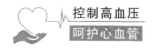
部不适、恶心、呕吐、视物模糊，可以出现说话不利索或者口齿不清、单侧肢体乏力、麻木、活动减弱或受限的偏瘫表现，严重的出现嗜睡、晕倒和意识丧失，陷入昏迷状态。如果出现了颈项强直、肢体抽搐、强直及呼吸受到影响，提示可能出现脑疝，脑组织已经被压迫，正好压迫到重要生命中枢如呼吸中枢，病情危急。

4. 高血压合并脑出血的检查

CT检查应该作为脑出血的首选检查，头颅核磁共振（MRI）的检查与CT检查结合起来有助于患者的准确定位诊断，其他检查如脑血管造影也有助于诊断，但急性期做得比较少。

5. 高血压合并脑出血的治疗

高血压合并脑出血的治疗与出血的部位及出血量的大小相关，大多数的出血都出现在基底核区，也可出现在脑桥、小脑和脑叶等部位。

是否继续出血，是否出现脑水肿，是否出现昏迷，都是决定治疗方案的重要参考。

一旦出现上面描述的症状，要避免搬动，保持气道通畅，特别是出现恶心、呕吐的时候要防止呕吐物吸入气道。到医院以后医生会给予止血、利尿、脱水降低颅内压并进行护脑治疗，血压高者要降压，血压不用降得过低，一般急性期维持在150/90 mmHg左右，以保持一定的脑灌注压力，保证脑细胞的供血。

如果出血比较少，血肿可以慢慢吸收，临床症状也会逐渐缓解。

外科治疗主要是开颅或者微创止血和清除血肿，是否开颅要根据出血部位的不同和出血量的多少来决定，一般来说，如果意识清楚的话，出血量30 ml之内是可以观察的，但因为出血部位不一样，受到的影响也不同，如果已经出现了偏瘫甚至严重到出现昏迷等问题，一定要听从医生的建议。如果延误手术时机，会直接影响患者的恢复。

6. 高血压合并脑出血的预防

控制高血压，使血压达标是一个重要的措施，但由于高血压是一个综合征，要处理所有与动脉粥样硬化相关的危险因素，如高血糖、高血脂、高尿酸血症、胰岛素抵抗、肥胖等。还要降低工作强度和紧张度，防止情绪波动过大，坚持适当的运动，改变不良的生活方式，要低盐低脂饮食，戒烟戒酒，危险因素超过3个的还需要使用抗血小板聚集药物，如阿司匹林和他汀类药物。

高血压合并脑出血的致残率和致死率都很高。高血压患者要高度重视，如果出现了高血压脑出血的前兆症状，一定要及时就医，尽最大努力避免脑出血的发生，万一不幸发生脑出血，治疗方案一定要听从医生的建议，将高血压并发脑出血的伤害降到最低。

（七）发生视力减退甚至失明，先检查是否有高血压吗？

1. 高血压可能引起视力减退甚至失明

视力要维持正常，需要有正常的供血，视网膜一般由眼底动脉供血，如果眼底动脉发生粥样硬化并且引起动脉狭窄，眼底的供血就要受到影响，如果狭窄程度很严重的话，视力就会逐渐地减退；或者眼底动脉有动脉粥样硬化的软斑块，在软斑块突发破裂之后，眼底动脉内形成血栓，眼底动脉的供血将彻底中断，这个时候会导致眼睛的失明，虽然失明这种情况在临床上见到的比较少，偶然可以看到，并且失明后，视力逆转恢复的概率就比较小，而眼底动脉受损临床上经常可以看到。高血压可以引起全身动脉的损伤和粥样硬化的发生，完全可以导致眼底动脉受到影响而影响视力。

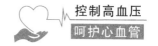

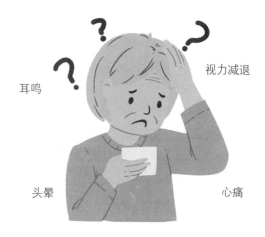

视力减退

耳鸣

头晕

心痛

2. 高血压引起眼底动脉粥样硬化的过程

高血压引起眼底动脉粥样硬化与引起其他动脉粥样硬化的机制是一样的，因为高血压会影响眼底动脉内膜的通透性，使得原来在通透性正常的血管内膜不能够透过的血液成分，能够渗透到内膜下，特别是低密度脂蛋白胆固醇，当这种成分在血液中的含量明显增加时，对动脉的损伤就尤为明显，它可以沉积在动脉的内膜下或形成泡沫细胞，与纤维蛋白及其他的一些物质一起构成动脉粥样硬化斑块，这种动脉粥样硬化斑块早期都是软斑块，它不但会引起血管的狭窄，斑块的表面还是凹凸不平的，容易引起血小板聚集，形成血栓，斑块也可以破裂形成动脉内血栓，使得眼底动脉完全堵塞，一旦供血完全中断，失明在所难免。

3. 高血压引起视力减退后的做法

如果是高血压导致的视力减退，一定是眼底动脉受到了损伤，并且有狭窄或血栓栓塞，出现了血液供应不足的情况，这个时候需要尽早地治疗，如果这个时候处于软斑块的阶段，早期治疗将软斑块变成硬斑块，动脉狭窄的程度是会减轻的，继续持续性抗动脉粥样硬化治疗，狭窄程度不重的动脉粥样硬化斑块是可以与人和平共处的。但是如果血压急剧波动，或者说波动过大，引起了软斑块的破裂，突发形成了血栓，一旦确定是血栓的话，需要紧急溶栓，以挽救由于供血断流后出现的视力障碍。当然如果是眼底动脉出血的话，同样可以出现视力障碍，所以要诊断清楚到底是什么原因引起视力减退。眼底动脉出血同样可以由血压过高导致，而眼底动脉本身有病变，比如说高血压已经导致了眼底动脉的粥样硬化，动脉壁受到了影响，血压过高和波动过大都可以导致眼底动脉的破裂。

有高血压的人一旦发现视力突然减退，一定要引起重视，及早关注治疗，以免造成不可逆的影响。

4. 预防高血压引起视力减退的方法

预防高血压引起的视力减退，最好的办法就是及时发现高血压，并且将血压降到目标位，用非药物治疗方法加上药物治疗方法，尽量避免血压波动，尽量减少高血压对血管的损伤，并且对危险因素比较多的人要进行抗血小板聚集治疗和他汀类药物治疗，降低动脉粥样硬化的发生风险。如果发现已经有眼底动脉粥样硬化，需要立刻启动抗动脉粥样硬化治疗。

（八）高血压会导致心衰吗？

大家都知道高血压对人体会产生危害，究竟会产生怎么样的危害呢？发生靶器官损伤，全身重要的靶器官，包括心脏、肾脏、脑、周围血管等，轻度的靶器官损伤在代偿期内可以没有任何感觉，一旦损伤比较重，大多数会有感觉，可以导致人的残废，严重影响人的生活质量，甚至可能引起死亡。高血压对心脏的损伤可以导致心脏结构的改变，还可以引起心电的改变，前面讲了高血压容易引起左心室肥厚，事实上高血压与心衰之间也可以有关联，高血压可以导致心衰。

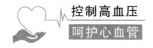
1. 高血压引起心衰的过程

高血压可以引起心肌的肥厚，但是心肌却不能无限制地肥厚，一旦心肌肥厚到一定限量不能再增厚的时候，此时心肌细胞其实已经发生了改变，就会引起心脏扩大，这就是当心脏需要增加力量去射血而增加不动的状况，就不能满足机体的正常射血需要，那么心脏扩大后心脏的收缩力就会明显减退，这就是心衰。心衰分两种形式，一种叫作舒张性心衰，一种叫作收缩性心衰。舒张性心衰是在心脏射血前，心脏的舒张功能受到了限制，回到心脏的血量相对地减少，而导致心室射出的血量减少，但是这时的射血分数往往是正常的，也可以理解为心肌的收缩力还没有明显地减退；收缩性心衰指的就是心脏的射血没有力气，高血压可以引起心肌细胞的形态发生改变，射血的力量减退了，导致射出的血量减少，所以到后期往往出现收缩功能不全，这就是临床上最常见的心衰，这个阶段的临床症状是比较重的，主要是喘气、乏力，当然还可以有其他的不舒服症状可能同步出现。

2. 预防高血压发展成心衰的方法

从上面的分析就可以知道，要预防高血压损伤心脏发展为心衰，最主要的是要降低血压，不要产生左心室的肥厚，不要让血压影响血液回流到左心室和左心室射出血液的量，所以说降压治疗是预防高血压产生并发症的最大治疗。但是一旦已经发展为左心室肥厚，就要考虑到左心室肥厚的减轻和逆转，这个时候的药物选择是有规律可循的，在大量研究的基础上，认为高血压合并有左室肥厚，使用血管紧张素受体拮抗剂（沙坦类）、血管紧张素转换酶抑制剂（普利类）和钙通道阻滞剂效果比较好，特别是沙库巴曲缬沙坦效果更优，这就是通常所说的，选择要兼顾靶器官损伤的逆转，尽量延缓高血压发展到心衰的时间，或者尽量阻止高血压发展到心衰阶段。

（九）高血压可以损害肾脏吗？引起肾功能不全的原因有哪些？

1. 肾功能不全的分期

按照传统的分期，肾功能不全可以分为 4 期，分别是肾功能代偿期、肾功能失代偿期、肾衰竭期和尿毒症期，其中肾功能代偿期的肌酐值为 $133\sim177\ \mu mol/L$，属于轻度升高，在此期间的患者数量比较多，也没有什么临床症状，容易被忽视。肾功能失代偿期肌酐值为 $178\sim442\ \mu mol/L$，超过此区间就是肾脏衰竭的中末期，尿毒症期需要透析治疗，但是在临床上，血肌酐大于 $500\ \mu mol/L$ 就建议透析治疗。

按照肾小球滤过率将慢性肾脏病（CKD）分为 5 期：1 期为大于 90 ml/（min·1.73 m²），2 期为肾小球滤过率在 $60\sim89$ ml/（min·1.73 m²），3 期为肾小球滤过率在 $30\sim59$ ml/（min·1.73 m²），4 期为肾小球滤过率在 $15\sim29$ ml/（min·1.73 m²），5 期为肾小球滤过率小于 15 ml/（min·1.73 m²）。以 3 期以前的为多，3 期所对应的最高肌酐值是 $265\ \mu mol/L$。

2. 引起肾功能不全的主要原因

（1）肾脏本身的疾病：肾脏本身的病变，其中感染最为常见，在临床上经常看到因为感染而引起急性肾脏的功能不全，感染可以是全身性的感染，也可以是其他器官系统的感染，如肺部感染，还可以是泌尿系本身的感染。感染引起的肾功能不全，绝大部分都能够在感染控制后得到恢复。

肾脏本身的疾病也容易导致肾小球和肾小管的功能损伤，发生肾功能不全，如肾脏的免疫性疾病肾小球肾炎等。

（2）心血管疾病及心血管危险因素：最常见的心血管疾病是

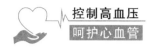
高血压。高血压对肾脏的损伤，可以引起肾小球的硬化，也可以引起肾动脉粥样硬化，但是不是血压控制好了，就一定不会出现肾功能不全，只能说出现肾功能不全的概率大大下降了，还可以由于其他的原因出现肾功能不全，除了高血压之外，还要同时找其他的原因。

糖尿病引起的肾脏损伤也是糖尿病对人体的重要伤害之一，血糖控制得越好，糖尿病肾损伤的可能性就越小。

高尿酸也可以引起肾脏的损伤，除损伤肾脏动脉和肾小球以外，高尿酸盐结晶可以堵塞肾小管，所以控制高尿酸血症也是非常重要的。

高脂血症也可以导致肾动脉和肾小球的损伤，引起肾动脉粥样硬化和肾小球硬化，从而影响肾功能。

（3）全身性系统免疫性疾病：全身性系统免疫性疾病可以导致全身各器官的损伤，当然就包括对肾脏的损伤，如经常听到的系统性红斑狼疮、未定类结缔组织病，有一个重要的诊断依据是24 h 的尿蛋白大于 0.5 g，它同样可以损伤肾脏，导致肌酐的升高和尿素氮的升高。

3. 药物的副作用

药物的肾毒性：氨基苷类抗生素，非类固醇类消炎药，还有一些中药的成分，如关木通和马兜铃酸，是已知的肾毒性强的药物。

至于少数常用药的肾毒性，由于很多药物都要经过肾脏排泄，所以使用药物时也要注意，根据医生的使用经验及使用这种药物的共识，通过定期复查，可以帮助判断是否有药物可能引起的肾脏问题。目前常用的高血压药物里面，罕见看到肾功能正常者引起肾功能的问题，因为高血压会引起肾脏的损伤，如果某一个药物使用之后，观察到肾功能急性损伤，是可以考虑换药观察，这个时候往往存在药物过敏的现象。值得一提的是血管紧张转换酶抑制剂或血管紧张素受体拮抗剂，当血肌酐大于 265 μmol/L 的时候，使用这一类药物要严格地观察，如果短时间内肌酐升高 30%（这是保守的数值，普遍使用的界值为 35%，但是很多临床医生界值往往在升高 20% 左右），是需要停药的，但是肌酐值小于 265 μmol/L 时，这一类药物对肾脏功能是有保护作用的。

对于高血压和糖尿病等慢性疾病，控制血压和血糖非常重要，如存在几种药物同时联合治疗者，除非考虑到这些药物是引起肾功能不全的原因，否则不轻易停药，如考虑其中的某个药物，可以考虑换药治疗。

4. 化学物质及重金属

化学物质和重金属对肾脏的损伤，如一些投毒案投的老鼠药等有毒的物质，重金属铊中毒等。

5. 水/钠潴留和电解质紊乱

由于疾病导致体内环境紊乱和心功能不全（心衰）引起的水钠潴留、电解质紊乱和酸碱失衡（如肾小管酸中毒），可以导致肾脏的损伤，这种原因往往很快纠正，故此状态下肾脏功能的改变往往是可逆的。

6. 肾脏缺血

肾动脉粥样硬化可以导致肾脏的缺血，缺血的程度与肾动脉的狭窄程度相关，严重的会导致肾脏的萎缩，肾动脉的缺血可以引起肾脏功能的下降，时间一长，损伤变得不可逆。

7. 不良生活习惯

不良的生活习惯，可以导致肾脏的损伤，包括抽烟、酗酒、通宵熬夜等。

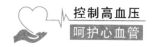

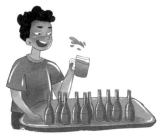

长期饮酒

（十）高血压合并蛋白尿怎么办？

1. 高血压导致微量白蛋白尿和显性蛋白尿的定义

1）微量白蛋白尿。

微量白蛋白尿是检查高血压引起肾脏损伤最敏感可靠的简易指标。正常人排出的白蛋白极少，在 20 mg/L 以下，高血压患者，如果尿中白蛋白在 20～200 mg/L，属于微量白蛋白尿范围。生理状态下可以出现微量白蛋白尿，如剧烈运动、应激紧张等生理状态下，多为一过性。高血压患者如果持续地出现微量白蛋白尿，表示肾脏已经受到损伤。

2）显性蛋白尿。

高血压患者尿中蛋白超过 200 mg/L，就属于蛋白尿，也可以用下面的定义：24 h 尿中蛋白超过 150 mg，或者是尿蛋白/肌酐的比值大于 200 mg/g，或尿蛋白定性试验阳性，都称为蛋白尿。

2. 高血压引起微量白蛋白尿和显性蛋白尿的原因

高血压引起微量白蛋白尿和显性蛋白尿，需要尽早治疗。在发现微量白蛋白尿的阶段治疗更好，原因是高血压引起肾小球损伤，肾小球滤过膜受损，通透性增加，白蛋白从肾小球滤出，如果大量蛋白从肾小球滤过到肾小管，而肾小管的重吸收功能有限，肾小球滤出的白蛋白或者大量蛋白尿超出了肾小管重吸收的能力，在微量白蛋白尿的阶段及时治疗是可逆的，可以完全消除微量白蛋白尿，恢复受损的肾脏固有细胞，阻止病变进一步发展。

生理性蛋白尿，多为一过性，且有一定的诱因，如发热、紧张应激或者剧烈运动；还有一种体位性的，蛋白尿也很轻，都发生在直立位，体位改变消失；这两种情况定性多为蛋白一个（＋）号，24 h 尿蛋白定量一般在 1 g 以内。

3. 高血压引起蛋白尿的检查

尿常规检查，24 h 尿蛋白定量，肾脏功能测定包括肌酐清除率或者肾小球滤过率、尿素氮和血肌酐测定等。

4. 高血压合并蛋白尿的临床表现

多见于有高血压的中、老年人，有高血压多年者，大部分起病缓慢，先有夜尿增多的现象，后出现蛋白尿，多为轻度蛋白尿，但也有患者很快进入肾功能不全期，出现肾功能不全的症状如乏力、头昏、全身水肿等。

5. 高血压合并蛋白尿的治疗

建议摄入优质蛋白，以动物蛋白为优，积极控制高血压，要应用足量的血管紧张素转换酶抑制剂或者血管紧张素受体拮抗剂，只要能耐受，一定要用最大量。但是不建议两种药物合用。如果出现大量蛋白尿，24 h 蛋白尿超过 3.5 g，可能会引起低蛋白血症，要考虑用其他药物减少蛋白尿的发生。

6. 高血压合并蛋白尿者血压降低目标

高血压合并蛋白尿者需要将血压降至 130/80 mmHg 以下，用了足量的普利类或沙坦类药物，最新的观点表示可以用诺心妥，里面除有沙坦类药物外，还有脑啡肽酶抑制剂，如血压还没有降到目标位，需要加用其他类型的药物，将血压降到 130/80 mmHg

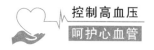

以下。

重视高血压引起的肾脏损伤，及早发现蛋白尿，尽早给予药物干预，是保护肾脏功能、减轻高血压导致肾功能损伤的最好方法。

（十一）高血压合并糖尿病时，怎么治疗？

高血压和糖尿病都是动脉粥样硬化等心血管疾病的危险因素，当这两者凑在一起的时候，降压药的使用就有一定的讲究。

合并糖尿病，原来有观点认为首选的药物是血管紧张素转换酶抑制剂或者血管紧张素受体拮抗剂。但目前的最新观点显示，其他种类降压药物都平行首选使用。也有例外，高血压合并糖尿病患者同时有蛋白尿的时候，血管紧张素转换酶抑制剂或者血管紧张素受体拮抗剂为不二选择。原因是这样选择能够使降压的收益得到最大，能在降压的同时减少或消除蛋白尿，但血管紧张素转换酶抑制剂或血管紧张素受体拮抗剂不同时使用。

对利尿剂和β受体阻滞剂的选择：利尿剂和β受体阻滞剂对脂、糖代谢有一定的干扰，但是不必有太多的顾虑，它们对血糖血脂干扰的风险可以忽略，故所有国际指南都推荐使用利尿剂和β受体阻滞剂来控制高血压合并糖尿病患者的血压，但是同时要求控制好血糖和调节好血脂，且利尿剂不建议使用大剂量。

当高血压合并糖尿病，要遵循将血压目标值降得比单纯高血压更低的原则，将目标位设定在 130/80 mmHg 以下，如果使用这些首选药物之一没有将血压降低至目标血压，需要加用其他几类的抗高血压药合用，如果碰上难治性高血压，可能还需要加用α受体阻断剂，才能将血压降至达标水平。

（十二）鼻出血的原因有哪些？与心血管疾病相关吗？

心血管门诊经常看到耳鼻喉科突发鼻出血者就诊后，再转到心血管门诊来查找鼻出血的原因，并且大都明确询问是不是跟血压高相关。下面科普相关知识。

1. 鼻出血与心血管疾病的关系

鼻出血可以与心血管疾病相关，高血压患者出现鼻出血的概率要比一般人群高，动脉粥样硬化的患者鼻出血的概率也比一般人群出现的概率要高，这是由于高血压患者的动脉血管承受的压力更高，并且容易引起动脉粥样硬化，而鼻部的末梢动脉压力的增高和动脉粥样硬化结构的改变，可以导致鼻出血，所以鼻出血的患者，排查相关的心血管疾病原因是有必要的。

2. 部分全身性疾病的局部表现

（1）血液系统疾病：血液凝血因子的缺乏会引起凝血功能问题，如血友病可导致鼻出血，血小板减少或血小板功能障碍也会引起鼻子出血，其他的血液系统疾病，只要影响到了凝血因子和血小板的数量、功能，都可以引起鼻出血，包括经常听到的白血病，所以鼻出血的人要常规查出凝血时间和血常规，如果有线索（常规检查有问题）要继续查下去。

（2）肝脏疾病：肝脏是合成凝血因子的场所，如果肝脏发生病变，会引起凝血因子的缺乏，造成凝血功能障碍，可能出现鼻出血。

（3）使用了抗血小板药物和抗凝血的药物：目前常用的抗血小板药物是阿司匹林、氯比格雷和替格瑞洛，抗凝血的药物有华法林，新型口服抗凝药包括利伐沙班、达比加群、艾多沙班及皮下使用的肝素，在服用这些药物的同时，如果出现鼻出血，会使

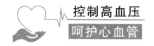

鼻出血的量更大，程度更重，也更容易诱发鼻出血，所以服用以上药物者发生鼻出血要向医生说清楚用药情况，出血量很大的时候要用对抗剂来对抗，以解燃眉之急。

（4）营养缺乏：一些营养素的缺乏，可以导致出血。

（5）颅内病变：出现反复多次不明原因的鼻出血，要考虑到颅内发生病变的可能性，需要进一步检查颅内的结构，及早发现可能存在的颅内病变。

3. 鼻腔局部的病变

（1）鼻外伤：鼻外伤引起的鼻出血，经常可以看得到，出血量应该不会很大，及时压迫止血，一般都没有什么大问题。

（2）鼻局部病变：主要是鼻部出现一些病变，包括肿瘤、炎症、鼻损伤等，加上鼻子的局部结构特点，都可以引起局部的出血，需要仔细地查找原因，搞清楚出血的部位及局部病变。

4. 鼻出血的处理

一旦出现鼻出血，根据出血量的大小，可以采用局部和全身治疗相结合的办法。局部治疗，主要是填塞治疗即局部压迫止血，或者是出血点止血疗法。出血量稍大的，必须全身治疗，需要查找出血的原因，根据原因来进行治疗是最为科学的，如果原因暂未查清楚，使用止血药物（包括局部用药、口服用药、肌内注射和静脉注射）可能会有一定的效果。

参 考 文 献

［1］ WILLIAMS B，MANCIA G，SPIERING W，et al. 2018 ESC/ESH Guidelines for the management of arterial hypertension［J］. European heart journal，England：2018，39（33）：3021-3104.

［2］ 《中国高血压防治指南》修订委员会.中国高血压防治指南 2018 年修订版［J］.心脑血管病防治,2019,19（01）:1-44.

［3］ UMEMURA S，ARIMA H，ARIMA S，et al. The Japanese Society of Hypertension Guidelines for the Management of Hypertension（JSH 2019）［J］. Hypertension research：2019，42（9）：1235-1481.

［4］ UNGER T，BORGHI C，CHARCHAR F，et al. 2020 International Society of Hypertension Global Hypertension Practice Guidelines［J］. Hypertension：2020，75（6）：1334-1357.

［5］ KIM H L，LEE E M，AHN S Y，et al. The 2022 focused update of the 2018 Korean Hypertension Society Guidelines for the management of hypertension［J］. Clinical hypertension，England：2023，29（1）：11.

［6］ 中国高血压联盟《动态血压监测指南》委员会.2020 中国动态血压监测指南［J］.中国医学前沿杂志（电子版）,2021,13（03）:34-51.